AF220747

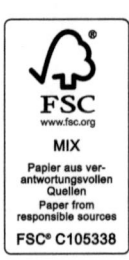

Gertrud Reuter
Herausforderung Demenz 2018
ISBN 9783752820775

Dieses Buch ist auch als eBook erhältlich
Herstellung und Verlag: BoD/
Books on Demand, Norderstedt

Herausforderung Demenz

Demente Menschen verstehen
und mit ihnen
den Alltag gestalten

Ein Leitfaden von Gertrud Reuter

Inhaltsverzeichnis   Seite

1. Vorwort

Die Autorin arbeitet seit vier Jahrzehnten in der Pflege und Betreuung von Menschen mit Demenz.

Im vorliegenden Band möchte sie in das Thema „Begleitung und Betreuung von Menschen mit einer Demenz" einführen. Schwerpunkte dieser Abhandlung sind: Demente Menschen zu verstehen und den Alltag mit ihnen zu gestalten.

In den letzten 20 Jahren hat sich die Pflege und Betreuung von Menschen mit Demenz zu einer gesellschaftlichen Herausforderung entwickelt. Der Anteil der älteren Menschen, die heute unter einer Demenz leiden, hat um ein Vielfaches zugenommen. Mehr und mehr Menschen kennen in ihrer eigenen Familie oder im näheren Umfeld jemanden mit einer Demenz. Dies wirft für sie viele Fragen im Umgang mit diesem Personenkreis auf.

In der folgenden Abhandlung wird der Fokus auf den richtigen oder falschen Umgang gelenkt, wobei man anmerken muss, dass es äußerst schwierig ist, Patentrezepte zu geben. Oft steht man vor der Frage: „Was soll ich tun?" Und häufig gibt es dann keine richtige oder falsche Antwort. Denn alles, was man tut, kann sowohl falsch als auch richtig sein. Man kann die Reaktion von Menschen mit einer Demenz nie genau vorhersehen. Und so wird man sich herantasten müssen. Dies ist für pflegende Angehörige wie auch für die professionellen Pflege- und Betreuungskräfte eine ständige Herausforderung. Wichtig ist, dass man einen eigenen Weg findet, der einem das Gefühl vermittelt, das Richtige für den betroffenen Menschen getan zu haben. Oft sind auch die Reaktionen eines Dementen schwer zu verstehen. Dies kann auf beiden Seiten zu Missverständnissen führen, deren Folge oft ein schlechtes Gewissen ist. Damit haben viele pflegende Angehörige zu kämpfen, aber auch Berufsanfänger, die mit der Pflege und Betreuung von Menschen mit einer Demenz betraut sind. Dieses Buch soll anhand von Beispielen die Möglichkeit des Umgangs verdeutlichen und Hinweise geben, wie man den Alltag mit diesem Personenkreis gestalten kann.

In stationären Einrichtungen gibt es spezifische Hürden für alle, die in Betreuung und Pflege tätig sind. Auf sie soll gesondert eingegangen werden. Ein besonderes Problem stellt zum Beispiel die personelle Ausstattung dar, die sich im Allgemeinen zahlenmäßig gut anhört. Pflegeschlüssel wie etwa 1:2 täuschen aber darüber hinweg, dass es sich dabei um eine 24-Stunden-Aufgabe und um eine 7-Tage- Woche handelt und niemals eine Pflege- oder Betreuungskraft für zwei demente Menschen in ihrer Schicht zuständig ist. Hier müssen drei Tagesschichten, Wochenenddienste, Urlaub und andere Ausfalltage mit eingerechnet werden und so erlebt man in der Praxis meist, dass eine Fachkraft für zehn und mehr Pflegeheimbewohner in ihrer Arbeitsschicht verantwortlich ist.

Das vorliegende Buch richtet sich an pflegende Angehörige, Schüler der Altenpflege sowie an Fachkräfte in der Pflege und Betreuung. Anhand von Beispielen werden konkrete Anregungen zum Umgang mit dementen Menschen gegeben.

Um die von Demenz betroffenen Menschen besser verstehen zu können, befassen sich die ersten Kapitel mit theoretischen Fragestellungen. Hier wird erklärt, was man unter Demenz versteht, und wie Kommunikation funktioniert (Kap.3). Beides ist zum besseren Verständnis notwendig. Danach folgen kurze Abrisse einiger Theorien zum Umgang mit Menschen mit einer Demenz (Kap.4). Sie werden deutlich machen, dass es sich bei der Pflege und Betreuung dieser Personengruppe um eine anspruchsvolle Tätigkeit handelt, die mit entsprechendem Fachwissen leichter zu bewältigen ist.

Kapitel 5 enthält eine Reihe praktischer Hinweise und Anregungen, die sowohl zu Hause als auch in stationären Einrichtungen angewandt werden können.

Das darauffolgende Kapitel 6 diskutiert die Pflege und Betreuung von Menschen mit Demenz in stationären Einrichtungen. Schon hier sei erwähnt, dass die Pflege und Betreuung dementer Menschen auch stationäre Einrichtungen vor größere Probleme stellt. Eine der größten Schwierigkeiten ist die gesellschaftliche Akzeptanz dieser Arbeit und die damit verbundenen politischen Entscheidungen, die sich in der Praxis stationärer Einrichtungen widerspiegeln. Oft sind die Probleme nicht durch die Einrichtungen verursacht, sondern Auswirkungen politischer Entscheidungen, denen Pflegeeinrichtungen unterliegen. Eine nicht unerhebliche Rolle spielen Pflegesätze, über die alle anfallenden Kosten gedeckt werden müssen. Die äußeren Rahmenbedingungen beeinträchtigen die Träger und in nicht unerheblichen Maße die Arbeitsbedingungen. Auf dieses Thema wird im Kapitel 9 der Schwerpunkt gelegt.

Im folgenden Text werden Begriffe wie Begleiter und Betreuer verwandt. Unter Begleiter wird hier derjenige verstanden, der einen Menschen mit Demenz im Alltag begleitet und keine professionelle Ausbildung hat. Es kann sich dabei um Familienangehörige, um Nachbarn oder Bekannte handeln. Der Begriff des Betreuers steht für professionelle Pflege-und Betreuungskräfte. Der Begriff wird hier nicht im Sinne von bestellten Berufsbetreuern durch das Amtsgericht verwandt.

Das vorliegende Buch will um Verständnis für alle mit dieser Aufgabe Betrauten werben. Fachkräfte müssen sich in die Lage von pflegenden Angehörigen versetzen können und pflegende Angehörige müssen das Handeln der Fachkräfte verstehen lernen. Aus diesem Grunde werden Beispiele der Betreuung zuhause erörtert und es findet eine Analyse stationärer Betreuung statt.

2. Formen der Demenz

Der Begriff der Demenz lässt sich vom lateinischen „de" und dem Wort „mens" ableiten. Übersetzt würde dies heißen, weg vom Verstand. In dieser Bedeutung wird der Begriff heute allerdings nicht mehr verwandt.[1] Eine solche Definition würde Menschen mit einer Demenz zu Personen, die nicht mehr verstandesmäßig handeln können, herabstufen. Demente Menschen können allerdings noch lange ihren Verstand einsetzen. Im Endstadium der Demenz kann man kein verstandesmäßiges Handeln mehr beobachten, in diesem Stadium sind Menschen mit einer Demenz meist bettlägrig und können sich sprachlich nicht mehr äußern.

Mittlerweile versteht man unter Demenz einen fortschreitenden Prozess, mit dem ein organischer Abbau von Gehirnzellen verbunden ist. Man kann sich das so vorstellen, dass Informationen nicht mehr ordnungsgemäß weitergeleitet werden können, so entsteht eine Störung in der Kommunikation zwischen einzelnen Zellen. Diese Störung äußert sich in einem verminderten kognitiven Leistungsvermögen. Die betroffenen Personen zeigen dabei keine Bewusstseinstrübungen, sie sind allerdings nicht mehr in der Lage, alle anfal-

---

[1] vgl. MDS 2009, S.32

lenden Alltagsaufgaben zu bewältigen.[2] Gründe dafür sind, dass „viele höhere Funktionen der Hirnrinde, einschließlich Gedächtnis, Denken, Orientierung, Auffassung, Rechnen, Lernfähigkeit, Sprache und Urteilsvermögen"[3] betroffen sind. Eine weitere damit verbundene Schwierigkeit ist, dass diese kognitiven Beeinträchtigungen von einer Verschlechterung der emotionalen Kontrolle, des Sozialverhaltens oder der Motivation begleitet werden.[4] Menschen mit einer Demenz handeln also durchaus noch immer mit ihrem Verstand, sie verlieren jedoch nach und nach immer mehr kognitive Fähigkeiten. Besonders auffallend sind hier Erinnerungslücken und das Vergessen aktueller Dinge. Oft merken Betroffene diese Verluste und versuchen sich dann mit bekannten Floskeln und Redewendungen aus der Affäre zu ziehen.

Beispiel:

> „Guten Tag Frau M., ich komme vom Medizinischen Dienst und möchte mit Ihnen ein Gespräch führen." Frau M. bittet den Gast sich zusetzen, fragt: "Kann ich Ihnen etwas anbieten?" Sie geht in die Küche und kommt mit ei-

---

2 vgl. Werheid 2010, S. 23

3 MDS 2009, S.32

4 vgl. MDS 2009, S. 32

nem Teller Plätzchen zurück. Die Frau vom MDK beobachtet Frau M. genau und beginnt ein Gespräch. In diesem Gespräch ist Frau M. sehr freundlich, nickt oft und wenn sie nach irgendwelchen Tätigkeiten aus ihrem Alltag gefragt wird, sagt sie immer: „das mache ich alles allein". Als sie nach ihrem Geburtstag gefragt wird, antwortet sie: „Eine Frau fragt man doch nicht nach ihrem Alter, wichtig ist, wie jung man sich fühlt."

Das Beispiel zeigt eine bekannte Reaktion von Menschen mit Demenz. Sie versuchen, wie jeder Mensch, sich keine Blöße vor Fremden zu geben. Sie sind schlagfertig und oft Meister in Ausreden.

Demenzen werden in primäre und sekundäre unterteilt. Bei den primären Demenzen handelt es sich um eine zerebral bedingte Demenz, die durch einen Veränderungsprozess des Gehirns verursacht ist. Darunter fallen zum Beispiel die Alzheimer Demenz, die Multi-Infarkt-Demenz und die vaskuläre Demenz.[5]

Vaskulär entstandene Demenzen sind auf Durchblutungsstörungen des Gehirns zurückzuführen. Sie können an unterschiedlichen

---

[5] vgl. Hirsch 1991, S. 112

Orten des Gehirns auftreten und schädigen Blutgefäße. So werden bestimmte Bereiche des Gehirns nicht mehr ordnungsgemäß versorgt, als Folge können kognitive Störungen entstehen. Die Multi-Infarkt- Demenz hat ihre Ursachen in der Schädigung verschiedener Organe, die ein ordnungsgemäßes Funktionieren des Gehirns beinträchtigen. Oft sind auch Bereiche des Gehirns direkt geschädigt. Bei der Alzheimer Demenz handelt es sich um einen allmählichen Abbau einiger Bereiche des Gehirns, mit der Folge des zunehmenden Verlusts kognitiver Fähigkeiten.

Sekundären Demenzen liegen innere Erkrankungen, wie zum Beispiel ein Tumor, der die Symptome einer Demenz hervorrufen kann, zugrunde.[6]

Demenz entsteht organisch vorwiegend bei neurodegenerativen Erkrankungen, das heißt Bereiche des Gehirns werden allmählich zerstört. So kommt es beispielsweise zu einer fehlerhaften Verarbeitung bestimmter Proteine (Eiweiße) in den Nervenzellen, die dann die Zerstörung dieser Nervenzellen auslösen. Eine Demenz kann aber auch durch zerebrovaskuläre Erkrankungen (das sind Erkrankungen des Gehirns mit einer zu geringen Blutversorgung) entstehen, sowie durch Organschädigungen, die eine ungenügende Blutver-

---

6 vgl. ebd., 1991, S. 112

sorgung nach sich ziehen; beide beeinträchtigen die
Informationsverarbeitung im Gehirn.[7] Diese so entstandenen Veränderungsprozesse rufen eine schleichend beginnende Demenz hervor. Im Anfangsstadium sind kaum merkbare Verhaltensunterschiede zu Menschen ohne Demenz zu erkennen. Erst ganz langsam erscheinen von Demenz Betroffene auffällig, sie reagieren nicht mehr in dem gewohnten und erwarteten Muster. Durch die beginnende Vergesslichkeit, die sie anfänglich meist nur selbst wahrnehmen, entstehen allmählich ungewohnte Verhaltensweisen.

Man geht beispielsweise zum Einkaufen aus dem Haus, hat aber bereits vor der Haustür vergessen, dass man einkaufen wollte und macht dann einen Spaziergang. Oder man geht Einkaufen und lässt die Einkaufstasche stehen.

Demenz verläuft in verschiedenen Stadien. Man unterscheidet ein Vorstadium, ein leichtes, mittelschweres und ein schweres Demenzstadium.[8]
Im Vorstadium ist die Erkrankung nicht eindeutig erkennbar. Es existieren noch keine deutlichen Symptome, die sich ausschließlich dem Krankheitsbild Demenz zuordnen lassen

---

[7] vgl. Werheid 2010, S. 23

[8] vgl. Flatz 2004, S. 18ff

würden. Oft beginnt es damit, dass schwierige Aufgaben nicht mehr zu bewältigen sind. Menschen mit einer Demenz entwickeln zum Beispiel Vermeidungstaktiken oder konstruieren sich kleine Hilfen, wie zum Beispiel Notizzettel.[9]

Im leichten Demenzstadium fallen erste klar zuordenbare Symptome auf. In diesem Stadium ist das Kurzzeitgedächtnis betroffen. Man kann sich neue Inhalte schlecht oder gar nicht mehr merken. Bei bekannten Alltagsabläufen schleichen sich Fehler ein. Zeitliche und räumliche Orientierungsprobleme tauchen auf. Menschen mit einer Demenz nehmen diese Veränderung an sich selbst wahr. Sie bemerken ihre Leistungseinschränkungen und reagieren mitunter sehr emotional. Es treten häufiger Zustände wie depressive Verstimmung, Zorn, Gereiztsein, Wut und Aggression auf.[10]

Auf das leichte Demenzstadium folgt das mittelschwere. Der Abbauprozess im Gehirn schreitet weiter fort und mehr und mehr Fähigkeiten gehen verloren. Betroffene brauchen nun bei fast allen Tätigkeiten Unterstützung. Die „fortschreitende zeitliche Desorientierung" führt zur Vermischung von Gegenwärtigem und Vergangenem. Die räumliche Desorientie-

---

[9] vgl. ebd., S. 18
[10] vgl. ebd., S. 19

rung nimmt derart zu, dass sich Betroffene nicht mehr in der eigenen Wohnung zurechtfinden und sich ... verlaufen. Sinneseindrücke werden verkannt."[11]
Begleitend treten häufig Stimmungsschwankungen auf, demente Menschen reagieren aus externer Sicht mitüberzogenen Emotionen. Sie fühlen sich nicht verstanden und antworten aggressiv und abwehrend auf gut gemeinte Fürsorge. Aus der Sicht eines von Demenz Betroffenen ist seine Reaktion vollkommen verständlich, da er die Intervention von außen als völlig unpassend wahrgenommen hat. In diesem Stadium ist oft auch schon das Sprachverhalten gestört, es treten Wortfindungsstörungen auf, der Betroffene hat unter Umständen einen gestörten Tag-Nacht-Rhythmus, ebenso kann eine innere Unruhe, die zum Umherirren und/oder Sammeln von Gegenständen führt, eintreten.[12] Dies ist oft der Zeitpunkt, wo eine Betreuung und Pflege zu Hause immer schwerer wird und eine hohe körperliche und psychische Belastung darstellt. Angehörige entscheiden sich in diesem Stadium häufig für eine stationäre, zunächst vielleicht für eine teilstationäre, später eine vollstationäre Unterbringung.

Im schweren Demenzstadium sind die Betroffenen meist bettlägrig oder sitzen im Rollstuhl

---

[11] ebd., S. 19
[12] vgl. ebd., S. 20

und können sich nicht mehr alleine bewegen. Kommunikation über Sprache ist kaum noch möglich, eventuell werden einzelne Worte gesprochen oder auch ständig wiederholt. Stereotype Verhaltensweisen können ebenfalls auftauchen. Manche
Menschen rufen ständig, ohne es selbst zu merken oder zu hören. In diesem Stadium ist das Gefühlsempfinden besonders stark ausgeprägt. Diese Menschen sind durchaus in der Lage etwas wahrzunehmen. Oft ist jedoch für Außenstehende nicht genau erkennbar, ob und was wahrgenommen wird.
Dies macht es für Angehörige, Pflege- und Betreuungskräfte sehr schwer, immer eine adäquate Versorgung zu gewährleisten. Bei der Körperpflege sind die Vorgaben klar umrissen. Für die Alltagsbetreuung eines dementen Menschen gibt es im Allgemeinen jedoch keine klaren Vorgaben. So muss oft ausprobiert und genau beobachtet werden, was für den Einzelnen noch Sinn ergibt. Auf biografische Daten zurückzugreifen ist hier ein guter Anhaltspunkt.

Verhaltensweisen von Menschen mit Demenz ähneln sich stark. Dies lässt aber keinesfalls den Schluss zu, dass sich Demente in etwa gleichen Situationen auch gleich verhalten. Sie sind in ihren Verhaltensäußerungen recht unterschiedlich. Ursache dafür ist ihre spezifische Biografie, die Art der Demenz und das

Stadium, in dem sie sich befindet. Menschen mit einer Demenz sind zu Beginn der Erkrankung sehr unauffällig, während sich in fortgeschrittenen Stadien immer auffälligere Verhaltensweisen herauskristallisieren.

Diesen recht verschiedenen Verhaltensauffälligkeiten liegen unterschiedliche Ursachen zugrunde. Die typischen Demenzsymptome beschreibt Hirsch folgendermaßen:

„- kognitive Beeinträchtigungen (...)
- Desorientierung
- Störung der Sinne
- Störung der Sprache, der motorischen Aktivitäten sowie der Fähigkeit, Gegenstände wiederzukennen
- Weglauftendenz und planloses Umherirren
- emotionale Störungen (....)
- Verringerung des Ess- und Trinkbedürfnisses bis zur Verweigerung
- mangelndes Hygieneverhalten
- Inkontinenz
- Bettlägerigkeit
- soziale Inkompetenz und Isolation"[13]

Alle genannten Symptome können auf einen Menschen mit Demenz zutreffen. Nur in seltenen Fällen tauchen alle gemeinsam auf, eini-

---

[13] Hirsch 1991, S. 113

ge werden jedoch bei jedem Menschen mit einer Demenz zu finden sein.

Mit diesen Verhaltensauffälligkeiten gehen oft psychiatrische Begleitsymptome einher. Zu nennen sind hier: Angst, depressive Verstimmung, Halluzinationen, Bestehlungs- und Beeinträchtigungswahn und Verkennung von Personen.[14]
Das Zusammenspiel von kognitiven Beeinträchtigungen und psychiatrischen Begleitsymptomen ruft bei dementen Menschen unterschiedliche Reaktionen hervor. Daher gibt es auch keine allgemeingültigen Regeln zur Betreuung. Es handelt sich bei allen Ansätzen und Vorschlägen immer nur um Möglichkeiten des Herangehens. Was in Einzelfällen tatsächlich angebracht ist, müssen Pflege- und Betreuungspersonen immer aufs Neue herausfinden.
Betreuung eines Menschen mit Demenz heißt für Begleiter und Betreuer immer, sich auf eine Forschungsreise zu begeben; was heute funktioniert, kann morgen schon unangebracht sein. Empathie und großes Einfühlungsvermögen sind die wichtigsten Eigenschaften für alle, die sich auf die Pflege und Betreuung von Menschen mit einer Demenz einlassen.

---

[14] vgl. Grond 2009, S. 24

3. Kommunikation und Demenz

Kommunikation ist das wichtigste Element in der Arbeit mit Menschen mit Demenz. Deshalb soll hier kurz auf einige elementare Prozesse in der Kommunikation zwischen Personen eingegangen werden. Sie sind die Grundlage dafür, einige Verhaltensweisen besser verstehen zu können. Kommunikation bedeutet, dass im Allgemeinen mehrere Personen an einem Gespräch beteiligt sind. Die Kommunikation läuft zwischen den Gesprächspartnern hin und her. Würde man dies mit einer geometrischen Figur vergleichen, käme dafür der Kreis vielleicht am ehesten in Frage. So wählt der Kommunikationsforscher Paul Watzlawick hierfür den Begriff der „Kreisförmigkeit".[15] Das heißt Anfang und Ende sind nicht genau zu bestimmen. Ginge man allerdings davon aus, dass ein Gespräch mit dem ersten gesagten Wort begonnen hat und mit den Erwiderungen fortgeführt wird, wäre Anfang und Ende genau bestimmbar. Kommunikationstheoretiker sind allerdings der Meinung, dass die Kommunikation bereits mit nonverbalen Symbolen begonnen hat, die vor der sprachlichen Äußerung gesendet worden sind. An einem Beispiel verdeutlicht: Person A reagiert auf das gefühlte Anschauen von Person B. Person A fühlt sich durch den freundli-

---

[15] Watzlawick 2007, S. 47

chen Blick von Person B ermuntert, einen verbalen Austausch in Gang zu setzen. Darauf reagiert A und so entsteht ein kreisförmiger Kommunikationsablauf in verschiedenen nonverbalen und verbalen Sequenzen. Deutlich wird an diesem Beispiel auch, dass Kommunikation nicht allein das Gesagte betrifft, sondern von anderen Erscheinungsformen, wie „paralinguistischen Phänomenen (Tonfall, Schnelligkeit oder Langsamkeit der Sprache, Pausen, Lachen und Seufzen), Körperhaltung, Ausdrucksbewegungen (Körpersprache)"[16] mit geprägt wird.

Daraus lässt sich ferner ableiten, dass es keine Situation gibt, in der nicht kommuniziert wird. Watzlawick sagt: „Man kann sich nicht nicht verhalten...Handeln oder Nichthandeln, Worte oder Schweigen haben alle Mitteilungscharakter: Sie beeinflussen andere, und diese anderen können ihrerseits nicht nicht auf diese Kommunikation reagieren und kommunizieren damit selbst."[17]

Dieses Phänomen trifft auch auf Menschen mit einer Demenz zu. Gerade sie nehmen oft wesentlich mehr wahr als Menschen, die nicht von Demenz betroffen sind. Die kognitiven Einschränkungen führen zu einer Konzentration auf Emotionalität. So können demente Personen Gefühlsregungen des Gesprächs-

---

[16] ebd., S. 51
[17] ebd., S. 51

partners wesentlich genauer wahrnehmen und reagieren darauf. Der Gesprächspartner B nimmt seine emotional gesendeten Informationen nicht als gesendet wahr. Er geht davon aus, dass sein Gegenüber A seine vorhandenen Gefühle nicht erkannt hat. Er möchte sie ihm auch nicht mitteilen. Leider verrät aber seine Stimmlage und auch seine Körperhaltung etwas über seine Gefühlslage. B denkt, A hat eine sachliche Information bekommen, darauf kann er sachlich antworten. A hingegen hat B sehr genau beobachtet und interpretiert nicht nur das gehörte, sondern auch das gefühlte Wort.

In der Zusammenarbeit mit Menschen mit Demenz stehen Gefühle im Vordergrund. Diese Menschen äußern vieles über Gefühle, sie haben eine ausgeprägte Antenne für Emotionen und können so unbewusste Gefühls- und Verhaltensäußerungen ihres Gegenübers wahrnehmen. Ein Mensch mit Demenz wird sich also wie Person A verhalten. Und die Antwort, die Person B erhält, ist keine sachliche Antwort. B wird sich also fragen: Wie kommt er zu dieser Reaktion. Im Allgemeinen geht man, wie hier auch Person B, davon aus, dass man ohne Zwischentöne etwas vermittelt hat und fragt sich, warum der Gesprächspartner zum Beispiel so überzogen reagiert. Dabei nimmt man nicht wahr, dass der demente Mensch verschiedene emotionale Hinweise erhalten hat. „Menschen unterliegen also Beeinflussungen, die uns nicht bewusst sind und zu denen wir daher keine bewusste Stellung ergreifen können. Noch bedenklicher aber ist, dass wir selbst natürlich nicht nur Empfänger, sondern auch Sender solcher außerbewußter Beeinflussungen sind, wie sehr wir uns auch bemühen mögen, sie zu vermeiden."[18] Hinzu kommt ein weiteres Phänomen, nämlich, dass man sein Gegenüber auch interpretiert. Man versucht das Gesagte zu verstehen und versteht es nach seinem eigenen Interpretationsschema. Damit legt man seinem Gegenüber vielleicht etwas in den Mund, was er gar nicht sagen wollte. Schulz von Thun sagt, ich reagiere „auf die Fantasien, die ich mir von ihnen mache".[19] Man kann die Fantasien, die man vom anderen hat, nicht ausschalten, oft ist man sich aber auch nicht bewusst, dass man etwas in den anderen hinein interpretiert hat.

Im Umgang mit von Demenz betroffenen Menschen wäre es natürlich sinnvoll und wichtig zu wissen, dass man auch eigene Vorstellungen in den anderen hinein projiziert. Verhindern kann man dies nicht. Man müsste also versuchen, sich seiner Wahrnehmungen und Interpretationen zu vergewissern. Das hieße in der Praxis, sich zu fragen, ob man nicht selbst der Auslöser für eine emotionale

---

[18] Watzlawick 2005, S. 48
[19] Schulz von Thun 1994, S. 75

Reaktion oder Antwort war. Konkret könnte das bedeuten, dass man sich beispielsweise fragen müsste, ob der Andere die Abneigung gespürt haben könnte und deshalb eher abweisend geantwortet hat.

Wir haben in der Kommunikation drei Empfangsvorgänge, die im allgemeinen miteinander verschmelzen und nach Schulz von Thun zu einem „Knuddelmuddelprodukt"[20] werden: Wahrnehmen, Interpretieren und Fühlen.[21] Diese drei Vorgänge sind immer subjektiv gefärbt.

Wenn man um diese Problematik weiß, kann man vielleicht etwas objektiver in die Kommunikation mit anderen treten. Eigene Interpretationen lassen sich jedoch nie ausschalten. Besonders in vielen langjährigen Beziehungen wird ein Interpretationsschema gepflegt. Oft weiß der Ehepartner sehr genau, „was für den anderen gut ist" und so entstehen oft eingefahrene Strukturen und Verhaltensschemata, die nie mehr hinterfragt werden.

In der praktischen Arbeit mit an Demenz erkrankten Menschen kann man diese Verhaltensstrukturen oft beobachten. Der sorgende Ehepartner weiß ebenfalls sehr genau, was seine Ehefrau essen möchte und was nicht. Und so entstehen teilweise Konflikte mit professionellen Pflegekräften, die beispielsweise

---

[20] ebd., S. 73
[21] vgl. ebd., S. 72f

etwas anderes beobachtet haben. Familienangehörige und professionelle Kräfte unterliegen solchen Interpretationsprozessen in gleicher Weise. Man muss davon ausgehen, dass alle Beteiligten ihre eigenen Fantasien und Interpretationsmuster in einen Betreuungs- und Pflegeprozess mit einbringen. Hier wird aber auch deutlich, dass es schwer ist, einen anderen Menschen so zu betreuen und zu pflegen, wie er es gerne möchte. Nicht immer sind übernommene stereotype Muster, die in der Vergangenheit gepflegt wurden, auch das Richtige für die Zukunft. Alle Menschen ändern ihre Gewohnheiten, und dies gilt mit Sicherheit auch für einen Menschen mit Demenz, nur kann er sich oft nicht mehr verbal, geschweige denn mit Entschiedenheit durchsetzen. Deshalb ist es wichtig, dass alle Beteiligten die verschiedenen Situationen genau beobachten und versuchen, ihre Vorurteile, Fantasien und Interpretationsmuster zu hinterfragen. In der alltäglichen Praxis stellt dies eine große, fast unüberwindbare Hürde dar und macht deutlich, wie schwer die Begleitung von Menschen mit einer Demenz ist. Hinzu kommen oft weitere äußere Belastungen, die die Zeit für eine genaue Beobachtung einschränken oder eine solche fast unmöglich machen.

4. Theoretische Ansätze

Im Folgenden sollen drei theoretische Ansätze für den Umgang mit Menschen mit einer Demenz dargestellt werden. Dabei geht es nicht darum, die Theorien vollständig wieder zu geben, sondern jene Aspekte hervorzuheben, die besonders relevante Informationen vermitteln, um diese Menschen besser verstehen zu können und Auskünfte zu erhalten, die für den Pflegeprozess von Bedeutung sind.

4.1 Feils Theorie der Validation

Naomi Feil hat mit ihrer Theorie der Validation eine Methode entwickelt, die auf eine positive Kommunikation mit dementen Menschen zielt. Im Mittelpunkt ihrer Theorie steht die genaue Beobachtung. Erst nach genauer Beobachtung kann im Umgang mit dementen Menschen ein gezieltes Handeln für den Einzelnen entwickelt werden. Dabei stehen die Emotionen im Vordergrund, die der Einzelne äußert.
Dieses praktische Vorgehen muss erlernt werden und bedarf ständiger Übung. Nach den Beobachtungen von Feil haben Menschen mit einer Demenz „bestimmte psychische und soziale Bedürfnisse".[22] Dabei geht sie davon aus, dass diejenigen Gefühle, die

---

[22] Feil 2010, S. S. 41

im Leben unterdrückt wurden, jetzt herausgelassen werden müssen. Menschen müssen ihr Gleichgewicht wiederherstellen und ihre Einsamkeit reduzieren, alles Vorhaben, die mit schwindenden Körperkräften der einzelnen Persönlichkeit schwer zu realisieren sind. Ferner müssen sie ihre früheren sozialen Rollen wieder aufgreifen, unbefriedigende Themen ihrer Vergangenheit aufarbeiten sowie unerledigte Lebensaufgaben vollenden. Diese Aufarbeitung ihres Lebens wird für sie zu einer wichtigen Aufgabe, um in Frieden sterben können.[23]

Diese genannten Aufgaben sind für jeden Menschen wichtig, der Orientierte kann sie aber noch in der Zusammenarbeit und über die Kommunikation mit anderen Menschen regeln. Dies ist einem Menschen mit Demenz nicht mehr möglich. Ein klassisches Beispiel, dass man in stationären Einrichtungen oft beobachten kann, ist, dass Menschen im Sterbeprozess erst dann gehen können, wenn all ihre Kinder gekommen sind. Sterbende möchten sich gerne von ihren Angehörigen verabschieden. Und es fällt ihnen schwer zu sterben, wenn ein Ersehnter nicht erscheint. Feil hat hier eine sehr typische Reaktion beobachtet, die nicht nur auf Menschen mit Demenz zutrifft. Für fast alle Menschen ist es wichtig, ihre Aufgaben zu erledigen, vorher kommt

---

[23] vgl. ebd., S. 41f

man nicht zur ersehnten Ruhe. Die ungelösten Aufgaben schwirren im Kopf umher, man denkt über Lösungen nach, und erst nachdem sie gefunden sind, findet man auch selbst seinen Frieden.

Menschliche Grundbedürfnisse bleiben auch dem Dementen. So möchte er nicht nur seine Aufgaben erledigen, sondern auch seinen Frieden haben, einen Sinn im Leben finden, anerkannt und gebraucht werden, er möchte produktiv sein, und will gehört und respektiert werden, möchte geliebt werden und sucht Geborgenheit, möchte keine Schmerzen erleiden, hat das Bedürfnis nach sensorischer Stimulation, das heißt, er sucht nach Anregungen für seine Sinne.[24] Dies alles sind Bedürfnisse eines normalen Menschen, die auch eine demente Person weiterhin hat. Und so ist es die Aufgabe der Begleiter, sich Gedanken darüber zu machen, wie all diese Bedürfnisse auch den Menschen mit einer Demenz erfüllt werden können. Eine hoch sensible Aufgabe.

Feil versucht, die gezeigten Emotionen zurück zu spiegeln oder darauf in gleicher Weise zu antworten. Nach ihrer Theorie ist die Zuwendung und Hinwendung zu Menschen mit Demenz ein Muss. Eine Person, die mich fragend anschaut, erwartet eine Reaktion, vielleicht eine Frage oder einfach nur die Verbalisierung ihres Blickes. Reagiert man nicht dar-

---

[24] vgl. ebd., S. 42

auf, hat man trotzdem eine Antwort gegeben. Sie wird registriert, wie schon im Kapitel über Kommunikation gezeigt wurde. In Feils Theorie geht es um ein positives Feedback, das heißt, es sollte eine dem Menschen zugewandte Reaktion erfolgen. Dabei kommt es nicht auf eine längere Kommunikation an, sondern überhaupt auf eine positive Antwort. Es könnte zum Beispiel eine sehr kurze Begegnung stattfinden, etwa eine freundliche Geste. Darin liegt die Wertschätzung eines Menschen, die er erfahren soll. Sicher ist gerade im Alltag einer Pflegeeinrichtung oft wenig Zeit, um diesen Anforderungen gerecht zu werden, aber ein kurzer Blick, ein kurzes Wort kann auch im Vorbeigehen gewechselt werden. Diese kleinen Details sind für jeden Menschen von Bedeutung und für einen dementen Menschen haben sie wahrscheinlich noch größeren Wert. Sie drücken eine Wertschätzung aus, die jeder Mensch braucht, um sich wenigstens ein bisschen beachtet und vielleicht auch glücklich zu fühlen.

„Jemanden zu validieren bedeutet, seine Gefühle anzuerkennen...In der Methode der Validation verwendet man Einfühlungsvermögen-„in den Schuhen des anderen gehen"- schafft Vertrauen. Vertrauen schafft Sicherheit, Sicherheit schafft Stärke – Stärke stellt das Selbstwertgefühl wieder her, Selbstwertgefühl verringert Stress. Validations- Anwender haben die Signale ihres Patienten aufzufangen

und in Worte zu kleiden. So validieren sie ihn und geben ihm seine Würde zurück."[25]
Abschließend muss auch hier darauf hingewiesen werden, dass diese Methode nicht von jedem Menschen angewendet werden kann. Nicht jeder wird diese Art des Umgangs schätzen und authentisch umsetzen können. Um die Methode der Validation anwenden zu können, muss zunächst eine entsprechende Fortbildung besucht werden, die diesen Ansatz theoretisch und praktisch vermittelt. Validation ist eine Methode, die nur in ständiger Praxis erlernt und weiterentwickelt werden kann.

Beispiel

> *Herr Z. schaut die Pflegekraft A. flehend an. Pflegekraft A. wirft ihm einen freundlichen Blick zu und sagt, ich komme gleich zu ihnen.*
> *Frau R. pflückt gerade alle Blüten von den Blumen. Herr R. nimmt ihr die Blumen weg und räumt alle anderen Pflanzen auch zur Seite.*

Diese beiden Beispiele zeigen unterschiedliches Vorgehen. Im ersten Beispiel geht die Pflegekraft A. im Sinne der Validation auf Herrn Z. ein. Sie nimmt sein Gefühl zur

---

[25] Feil 1992, S. 11

Kenntnis und teilt ihm mit, ich kümmere mich gleich um sie. Herr Z. fühlt sich verstanden.

Im zweiten Beispiel nimmt Herr R. seiner Frau alles weg. Dieses Verhalten ist nicht zugewandt, also nicht im Sinne der Validation. Validierendes Verhalten wäre gewesen: Herr R. sagt zu seiner Frau: „Liebste, es ist schön, dass du dich um die Blumen kümmerst, ich finde aber, wir könnten sie noch ein wenig stehen lassen".

Bei diesem Beispiel wird auch deutlich, dass man nicht immer alles gut findet, was ein Mensch mit Demenz gerade macht, aber validieren heißt, trotzdem eine positive Rückmeldung zu geben. Deutlich wird allerdings auch, dass man nicht immer versteht, warum ein Mensch mit Demenz etwas macht. Herr R. sieht, dass seine Frau die Blumen zerstört, warum sollte er darauf positiv reagieren. Was seine Frau gerade wahrnimmt, weiß er nicht, vielleicht nimmt sie die Blüten als welke Blätter wahr, vielleicht sind es auch keine Blumen für sie. Bei diesem Beispiel wird aber auch deutlich, dass Validation ein besonderes Verständnis für den Menschen mit Demenz voraussetzt, um mit einer positiven Antwort reagieren zu können.

4.2 Kitwoods „Dementia Care Mapping"

Diese Theorie ist ebenso wertvoll wie die Validation und zeigt wichtige Grundgedanken, die im Umgang mit dementen Personen berücksichtigt und angewendet werden sollten. Gemeinsam ist diesem Ansatz mit dem von Feil, dass man den Menschen mit Demenz als eigenständige Person wahrnimmt, die durchaus ihre Berechtigung in der Gesellschaft hat. Es bedarf nur einer besonderen Art der Begegnung mit diesen Menschen. Auch hier stehen Beobachtungen und Wahrnehmung der geäußerten Gefühle im Vordergrund. Sie geben selbst bei den „vermeintlich" kaum reagierenden Menschen mit Demenz Aufschluss über deren Befindlichkeit, so dass daraus ein Ansatz zur Handlungsorientierung entwickelt werden kann.

Das Instrument Dementia Care Mapping versucht anhand vorgegebener Kategorien Verhalten von Menschen mit Demenz zu beobachten. Ein geschulter Beobachter beobachtet über einen Zeitraum von sechs Stunden bestimmte Personen und trägt seine Beobachtungen in ein vorgegebenes Schema ein. Eine Beobachtungssequenz dauert fünf Minuten. So wird das Verhalten eines dementen Menschen in verschiedenen Situationen aufgezeichnet und kann später ausgewertet werden. Die Beobachtung gibt Aufschluss über das Verhalten einer dementen Person während eines Tages. So werden die Kommunikation mit anderen Menschen wie etwa Personal und Mitbewohnern, die Gefühlszustände, das Verhalten während der Mahlzeiten, die Phasen der Zurückgezogenheit und Aktivitäten aufgezeichnet. Aus diesen Beobachtungen lassen sich Schlüsse über die Befindlichkeit des Einzelnen ziehen, die später in den Pflegeprozess eingehen sollten. So kann man sich künftig auf die einzelnen Menschen besser einstellen, da man weiß, worauf sie positiv reagieren und was sie als beängstigend oder ablehnend erleben. Das Instrument Dementia Care Mapping ist besonders für diejenigen geeignet, die sich nicht mehr eindeutig über Sprache äußern können. Man erhält allerdings über die Beobachtung auch Kenntnisse über das Verhalten der Betreuungspersonen und kann daraus ableiten, welche Form der Zuwendung für einen Menschen mit Demenz die geeignete ist.

Kitwood begründet seine Theorie damit, dass es in der Interaktion darum geht, „freie Aufmerksamkeit"[26] für den anderen Menschen zu haben, „das heißt, mit und für eine andere Person ohne Ablenkung von außen und Störung von innen präsent sein und den anderen mit weitaus weniger Verzerrungen, Projektionen und von Vorurteilen getragenen Reaktionen, wie sie echte Begegnung so oft hemmen,

---

[26] Kitwood 2005, S. 172

wahrzunehmen."[27] Nur, wenn möglichst viele dieser Faktoren ausgeschlossen sind, kann man einen anderen Menschen in seiner Persönlichkeit wahrnehmen. Jedes Vorurteil projiziert etwas in den anderen hinein und man ist nicht mehr offen für eine objektive Wahrnehmung. So gehen unter Umständen wichtige Informationen verloren, die für die Betreuung eines Menschen mit Demenz von Bedeutung sind. Fantasien und eigene Interpretationen, wie im Kapitel über Kommunikation beschrieben, beeinträchtigen die objektive Begegnung mit dem dementen Menschen. Mit Hilfe der genauen Beobachtung und dem Aufschreiben anhand der Kitwoodschen Kriterien sollen subjektive Wahrnehmungen weitgehend ausgeschlossen werden.

Beispiel:

> *Frau B. jammert und wird von allen nur als Jammertante wahrgenommen. Sie wird öfter gefragt, was sie hat und dann schaut sie die anderen an und zeigt auf sich und sagt etwas Unverständliches. Wenn man ihr Fragen stellt, antwortet sie immer mit Ja.*

Bei diesem Beispiel wird die Ratlosigkeit aller deutlich. Frau B. versucht etwas mitzuteilen,

---

[27] ebd., S. 172

aber keiner versteht sie. Würde man sie anhand einer Beobachtungsskala genau beobachten, gäbe es vielleicht eine Erklärung. Man könnte zum Beispiel sehen, in welchen Zusammenhängen Frau B. zu jammern beginnt. Vielleicht würde sie immer dann jammern, wenn eine bestimmte Person, Frau C., in ihrer Nähe ist. Dies würde man im Alltag gar nicht wahrnehmen, da Frau C. in demselben Wohnbereich lebt. Die genaue Beobachtung könnte etwa Aufschluss darüber geben, dass in den Momenten, wo Frau C. nicht anwesend ist, sich der Gesichtsausdruck von Frau B. freundlich aufklärt. Mit dieser Erkenntnis wäre es möglich, sich Gedanken darüber zu machen, wie man das Aufeinandertreffen der beiden Frauen so gering wie möglich halten könnte. Ebenso könnte eine Beobachtung über einen Tag Aufschluss darüber bringen, was man bisher in eine Person hineininterpretiert hat. Vergleicht man beispielsweise die Wahrnehmungen verschiedener Mitarbeiter würde man ebenfalls Unterschiede erkennen. Jeder nimmt die gleiche Person mit dem eigenen Interpretationsschema wahr. Das Aufschreiben einzelner Beobachtungssequenzen könnte darüber hinaus eigene Fantasien offenlegen und damit zu einer objektiveren Wahrnehmung beitragen. Die meisten Beobachtungen sind kurz, geschehen im Alltagsablauf und werden daher von anderen Geschehnissen beeinflusst. Beim Aufschreiben, hingegen, muss man sich Formulierungen überlegen, das heißt, man führt sich den Vorgang noch einmal vor Augen und dadurch könnte eine objektivere Wahrnehmung entstehen. Selbst, wenn man die Beobachtung nicht nach den Kriterien von Kitwood dokumentieren würde, sondern nur versuchen würde, Wahrnehmungen möglichst objektiv aufzuschreiben, käme man den Menschen mit Demenz etwas näher.

4.3 Heidelberger Instrument zur Lebensqualität

Das Heidelberger Instrument zu Erfassung von Lebensqualität bei Demenz, auch H. I. L. D. E genannt, ist eine weitere Beobachtungsmethode, um Menschen mit einer Demenz eine möglichst optimale Lebenssituation zu ermöglichen. Auch hier ist das Ziel, Aufschlüsse über das Verhalten von dementen Menschen zu erhalten. Im Unterschied zur Methode des Dementia Care Mapping werden bei dieser Methode auch Personal und Angehörige einbezogen. Ein weiterer Unterschied liegt darin, dass die Informationen über Interviews der drei genannten Personengruppen anhand von sprachlichen Äußerungen gewonnen werden. H. I. L. D. E berücksichtigt allerdings auch, dass Menschen mit einer fortgeschrittenen Demenz sich oft nur noch über Emotionen äußern können.

Die Lebensqualität wird anhand von acht Dimensionen - Räumliche Umwelt, Soziale Umwelt, Betreuungsqualität, Verhaltenskompetenz, Medizinisch-funktionaler Status, Kognitiver Status, Psychopathologie/Verhaltensauffälligkeiten, Subjektives Erleben und Emotionale Befindlichkeit - ermittelt. Diese acht Kategorien werden mittels Interviews von den Pflegekräften, Angehörigen und den Menschen mit Demenz abgefragt.[28] Hier sind es vorwiegend die Personen, die die Menschen mit Demenz pflegen und betreuen, die durch gezielte Befragung Auskunft geben und damit den Pflege- und Betreuungsprozess steuern und mitgestalten können. Durch die acht Dimensionen und durch die Abfrage dieser von verschiedenen Personen erhält man eine recht ausführliche Beschreibung eines dementen Menschen, die eine sehr individuelle Betreuung möglich macht.

4.4 Kurzbewertung der Methoden

In den vorangegangenen Abschnitten wurden drei sehr unterschiedliche Methoden angerissen, die deutlich machen, dass man für die Pflege und Betreuung von dementen Men-

---

[28] vgl. Becker 2005, S. 2ff

schen besonderes Handwerkszeug braucht, um sie zu verstehen und ihnen gerecht werden zu können. Alle drei Ansätze liefern wichtige Informationen, die für die Pflege und Betreuung dieser Personengruppe wertvoll sind. Es handelt sich bei allen drei Instrumenten um Werkzeuge für den professionell Pflegenden, die ihn bei seiner Arbeit unterstützen können. Nur, wer versucht, Menschen mit einer Demenz in ihrer individuellen Art zu verstehen, wird ihnen gerecht werden können.

Alle drei Ansätze machen deutlich, wie schwierig es ist, eine optimale Betreuung für an Demenz erkrankte Personen zu gewährleisten. Am besten kann sie derjenige leisten, der sich dieser Aufgabe bewusst ist und über entsprechende Instrumente verfügt. Damit ist gemeint, dass man sich bewusst macht, was man mit den einzelnen Menschen unternehmen kann, welche Fähigkeiten sie noch besitzen und wie diese im Alltag aufgegriffen werden können. Die zweite Frage ist, wie man adäquat auf die geäußerten Emotionen eingeht. Diese Betreuung ist häufig ein Drahtseilakt, der unter unglücklichen Rahmenbedingungen stattfinden muss. Oft wird gerade von der Politik so getan, als könnte jeder diese Aufgabe übernehmen. Damit wird auch unterstellt, dass Angehörige die beste Pflege und Betreuung leisten können. Im Fokus stehen bei solchen Einschätzungen aber nicht die Menschen mit einer Demenz, sondern viel eher die Kosten, die für eine professionelle Pflege gezahlt werden müssen. Eine gute Pflege und Betreuung von Dementen ist auch für den professionell Pflegenden am besten unter Mitwirkung der Angehörigen zu leisten. Schließlich besitzen diese die meisten und wertvollsten Informationen. Andererseits muss aber auch darauf hingewiesen werden, dass Angehörige mit dieser Aufgabe nicht allein gelassen werden sollten. Sie brauchen professionelle Unterstützung. Die optimale Pflege und Betreuung dieses Personenkreises kann nur ein gemeinsames Produkt von Angehörigen und professionell Pflegenden sein. Die zuvor genannten Pflegetheorien können bei dieser Aufgabe unterstützend wirken.

5. Praktische Ansätze

Demenz beginnt langsam und ist anfangs nicht als solche zu erkennen, deshalb ist es auch schwer, sich auf Menschen mit Demenz einzustellen und einen ihnen entsprechenden Umgang zu pflegen. Dies stellt vor allem Angehörige vor eine große Herausforderung.
Im Anfangsstadium der Demenz leben fast alle Betroffenen noch zu Hause, der schleichend beginnende Prozess einer Demenz wird nicht erkannt und nicht beobachtet. Erst, wenn der demente Mensch sich öfter auffallend verhält, fragt man nach der Ursache. Und

diese Suche endet irgendwann mit der Diagnose Demenz. Erst jetzt beginnt die Auseinandersetzung mit diesem Thema. Nachdem man selber nicht mehr weiterweiß, stellt sich die Frage nach professioneller Hilfe.

Dieses Kapitel stellt die Schwierigkeiten im Umgang mit dementen Personen dar und versucht anhand von Beispielen Verhaltensweisen zu verdeutlichen und Lösungsmöglichkeiten aufzuzeigen.

5.1 Herangehensweise

Jeder, der täglich mit einem Menschen mit Demenz zu tun hat, sucht nach Hilfestellung im Alltag. Was kann man tun, um mit diesem Menschen leichter zurecht zu kommen? Und so nimmt man Kontakt zu Beratungsstellen auf, besucht Vorträge und kauft Literatur, um sich auf die neue Aufgabe vorzubereiten. Dies gilt für Angehörige wie für professionell mit dieser Personengruppe Beschäftigte. Mittlerweile gibt es eine Vielzahl von Büchern, die konkrete Vorschläge machen. Die verschiedenen Handlungsansätze sollen hier nicht dargestellt werden. Vielmehr soll es hier darum gehen, Gesichtspunkte aufzuzeigen, die bei der jeweiligen Auswahl der Handlungsmöglichkeiten berücksichtigt werden sollten.

Erstens ist die Phase, in der sich die Krankheit befindet, ausschlaggebend dafür, was vielleicht noch erlernt bzw. kurzfristig behalten werden kann. Schmidt-Hackenberg spricht in diesem Zusammenhang von den „Nochfähigkeiten".[29] Hierauf muss die Beschäftigung aufbauen, damit sie auch eine Bereicherung des Lebens für einen von Demenz Betroffenen darstellen kann.

Zweitens müssen Begleiter und Betreuer in der Lage sein, die Aktivierung positiv zu vermitteln, das heißt, sie müssen von ihren Vorhaben überzeugt sein und authentisch wirken. Handlungsansätze, die man sich angeeignet hat, von denen man aber nicht überzeugt ist, können nur schwer vermittelt werden. Grund dafür ist, dass demente Menschen Gefühle schnell erkennen und merken, ob eine Tätigkeit aus Überzeugung übernommen wird oder nicht.

Dies bedeutet für die Praxis, dass Begleiter und Betreuer hinter ihrer Aktivität stehen müssen. Nicht jeder kann beispielsweise Gedichte überzeugend vortragen oder euphorisch Lieder singen. Tätigkeiten, die man selber nicht mag oder kann, sollte man deshalb möglichst selten anwenden. Manchmal sind aber vielleicht gerade die Vorhaben, die man selber nicht mag, Lieblingsthemen eines dementen Menschen und dann sollten sie schon ab und zu zum Thema gemacht werden. In diesem Fall muss der Begleiter und Betreuer über den

---

[29] Schmidt-Hackenberg 2005, S. 10

eigenen Schatten springen und die Themen aufgreifen, die seinem Gegenüber Freude bereiten.

Vorwiegend sollte man dennoch die Vorschläge aufgreifen, die einen selbst ansprechen und nicht versuchen, Aktivitäten durchzuführen, die man nur mit Mühe leisten kann. Nur, was einem selber Spaß macht, kann man auch überzeugend weitergeben.

So wird es leichter Erfolg zu haben, denn der Mensch mit Demenz wird die Stimmung seines Begleiters und Betreuers wahrnehmen und wird sich von ihr anstecken lassen. Drittens sollte man sich eine Beschäftigung aussuchen, die der zu Betreuende kennt. Er kann leider nichts mehr dazu lernen, aber er kann Dinge, die in seinem Gedächtnis bereits existieren, abrufen.

Wenn man diese drei Anregungen berücksichtigt, wird es für beide Seiten leichter, auch jetzt noch schöne Dinge und Zeiten miteinander zu erleben.

Viele Autoren haben versucht, praktische Anregungen und Tipps für die Beschäftigung von Menschen mit Demenz zu entwickeln. Bei der Umsetzung in die Praxis scheitern allerdings einige dieser Ansätze. Dies hat oft folgende Gründe: Die Rahmenbedingungen der Wohnungen oder Betreuungseinrichtungen sind dafür nicht geeignet oder die Betreuer und nicht zuletzt die betroffenen Menschen passen nicht zu diesen Konzepten.

Wichtig ist in diesem Zusammenhang ferner, dass jedes Modell für die jeweilige Praxis modifiziert werden muss. Viele Vorschläge liefern wertvolle Anregungen, sie müssen nur an die vorhandenen Bedingungen angepasst werden. Und so muss jeder, der einen Ansatz übernehmen will, sich im Vorfeld Gedanken machen, wie dieser in seine Praxis übertragen werden kann, wie er verändert und angepasst werden muss.

5.2 Verständigungsschwierigkeiten

Eine Demenz beginnt recht langsam und zunächst unauffällig, so dass das Umfeld und auch der Betroffene selbst sie nicht erkennen können. Die anfänglichen Symptome wie zum Beispiel Vergesslichkeit treten auch in anderen Zusammenhängen auf, so dass man nicht unbedingt auf eine beginnende Demenz schließen kann.

So wird Vergessen etwa einer Überlastung, einer Zerstreutheit oder auch einer gedanklichen Abwesenheit beziehungsweise einer Beschäftigung mit anderen wichtigeren Dingen zugeschrieben. Ein Mensch mit Demenz nimmt seine Veränderung wahrscheinlich am ehesten wahr, kann sie sich aber auch nicht erklären.

Und so versucht er, sich zunächst sogenannte Eselsbrücken zu bauen. Das heißt, er schreibt sich vieles auf, um sich zu erinnern. Dies ist oft aber auch eine normale Reaktion bei älter werdenden Menschen. Während viele in jungen Jahren über ein ausgezeichnetes Gedächtnis verfügen und sich selbst Termine im Kopf merken können, lässt diese Fähigkeit mit zunehmendem Alter nach. Und manch einer zückt dann seinen Terminkalender, um sich alle Termine zu notieren. Aber nicht nur Termine, auch Dinge, die zu erledigen sind, wie etwa Einkäufe, setzen einen Notizzettel voraus. Man notiert, was besorgt werden muss, um dann später mit diesem Merkzettel los zu gehen und alle Erledigungen vorzunehmen.

So ähnlich beginnt auch die Demenz und ist damit im frühen Stadium nicht als solche zu erkennen. Der Prozess ist schleichend und dadurch oft gerade für die ständigen Begleiter schwerer zu erkennen als für Außenstehende. Bei Menschen, mit denen man täglich zusammen ist, erkennt man Veränderungen viel später, meist erst dann, wenn der Veränderungsprozess schon sehr weit fortgeschritten ist. Dies trifft auch auf viele andere Erkrankungen zu. Menschen, mit denen man nicht täglich zusammen ist, erkennen häufig körperliche und geistige Veränderungen eher, weil sie die entsprechende Person längere Zeit nicht gesehen haben und das Wiedersehen nach einer längeren Zeitspanne den fortgeschrittenen Veränderungsprozess deutlicher in Erscheinung treten lässt.

Ein besonderes Drama kann jetzt in Paarbe-
ziehungen entstehen. Man war viele Jahre
oder auch Jahrzehnte zusammen und wird es
nur schwer verstehen, dass sich der geliebte
Partner verändert hat. Man versucht, die „Pat-
zer" des anderen zunächst wettzumachen und
beginnt, ihm immer mehr Dinge und Aufgaben
aus der Hand zu nehmen. So kann langsam
eine Entmündigung des Partners beginnen.
Dies geht soweit, dass man alles für ihn erledigt, ihm sogar diejenigen Aufgaben abnimmt,
die er noch alleine mit mehr oder auch weniger Hilfestellung selbst übernehmen könnte.
Diese „Übernahme" geschieht ebenfalls
schleichend. Der demente Partner wird langsam in die völlige Abhängigkeit gedrängt. Diese nimmt er entweder an oder er lehnt sich
dagegen auf. Die Reaktionen führen bei dem
betreuenden Partner ebenfalls zu einer Ver-
haltensanpassung. Entweder er nimmt die
Rolle des Überversorgers an oder er wird
durch die Auflehnung des Partners in die
Enge gedrängt und weiß bald nicht mehr, was
er noch alles tun soll, um es ihm recht zu machen.

Dazu gesellt sich in der Regel auch noch ein
schlechtes Gewissen. Man bringt sich oft selber in immer neue Zugzwänge, bis man eines
Tages nicht mehr weiterkann. Und selbst dann
fällt es schwer, sich den „Zusammenbruch"
einzugestehen.

Bisher wurde vorwiegend die Gefühlslage des „versorgenden Teils" geschildert. Man muss sich natürlich auch überlegen, wie eine demente Person auf diese Umwelt reagieren könnte. Am einfachsten ist es, zu versuchen, sich in die Welt des Gegenübers zu versetzen, damit wird das Verständnis für die erlebte Reaktion leichter.

Beispiel:

> *Stellen Sie sich vor, ihnen fällt das Messer aus der Hand. Daraufhin nimmt man ihnen das Messer weg. Sie verstehen nicht, warum man ihnen das Messer aus der Hand genommen hat. Sie protestieren mit Worten. Nichts ändert sich. Was können Sie tun, um das Messer wieder zu bekommen? Sie könnten ihren Partner körperlich attackieren. Er schlägt zurück. Sie denken, dass lass ich mir nicht bieten, was fällt ihm ein und schlagen auch zurück. Irgendwann gibt einer von ihnen beiden auf. Das wäre eine Reaktion.*
> *Eine andere wäre, sie ziehen sich zurück, nachdem ihr Partner ihren Protest nicht akzeptiert.*

Beide Reaktionen sind in unterschiedlicher Ausprägung anzutreffen. Beim gesunden

Menschen akzeptiert man beide genannten Verhaltensweisen als normal. Er könnte seine Reaktion auch erklären und man würde sie verstehen und auch akzeptieren. Einem Menschen mit Demenz fällt es schwer, seine Reaktion verständlich zu erklären und so wird ihm schnell seine Entscheidungsfähigkeit abgesprochen. Der Außenstehende entscheidet, dass man für ihn entscheiden muss. So kann ein dementer Mensch täglich Situationen erfahren, in denen er sich unverstanden fühlt und darauf könnte er mit Aggression oder Rückzug reagieren. Der häusliche Alltag wird so mehr und mehr durch unverständliche Situationen und daraus resultierende missverständliche Reaktionen geprägt. Es entsteht eine Atmosphäre, wo beide Seiten sich nicht mehr verstehen und sich auch nicht mehr verständigen können.

Beispiel:

> *Herr A. nimmt das Messer und beginnt damit die Kartoffeln zu essen. Frau A. nimmt ihm das Messer aus der Hand und gibt ihm die Gabel. Herr A. legt die Gabel zur Seite und nimmt erneut das Messer zum Essen.*
> *Frau A. hat Angst, dass er sich in die Lippen oder Zunge schneidet und nimmt ihm das Messer wieder weg.*

Herr A. versteht die Einmischung seiner Frau nicht. Für ihn ist das Messer der geeignete Gegenstand zum Essen, er holt sich das Messer zurück.

Frau A. nimmt ihm erneut das Messer weg.

Herr A. stellt daraufhin das Essen ein und weigert sich, weiter zu essen.

Frau A. weiß, dass ihr Mann aus gesundheitlichen Gründen etwas essen muss. Da er nicht mehr weiter isst, nimmt sie die Gabel und reicht ihm das Essen an.

Herr A. macht den Mund nicht auf.

Frau A. versucht, ihn mit dem Essen auf der Gabel zu bedrängen und fordert ihn verbal auf, den Mund aufzumachen. Herr A. öffnet den Mund, um ihr seine Ablehnung verbal mitzuteilen.

Frau A. schiebt in diesem Moment die Gabel mit dem Essen in den Mund.

Herrn A. schmeckt das Essen und er isst.

Frau A. reicht ab sofort ihrem Mann immer das Essen an. Sie weiß, dass ihr Mann nun nicht mehr alleine essen kann. Herr A. gewöhnt sich daran, dass das Essen ihm angereicht wird und er hat auch keine Chance mehr, alleine zu essen.

In diesem Beispiel wird deutlich, dass beide sich nicht mehr verstehen. Darüber hinaus wird Herrn A. das selbständige Essen abgenommen, nur weil er die Gabel nicht als das adäquate Essinstrument erkannt hat. Frau A. wollte in dieser Situation nur das Beste für ihren Mann und hat ihn damit zwangsläufig in ein neues Abhängigkeitsverhalten gebracht. Die entstandenen Auswirkungen sind beiden nicht bewusst. Im Verlaufe der fortschreitenden Demenz wird das gerade entstandene Abhängigkeitsverhältnis immer weiter ausgedehnt. Frau A. übernimmt immer mehr Aufgaben für ihren Mann. Sie weiß auch, dass dies so richtig ist. Schließlich haben sich beide in „guten Zeiten" darüber verständigt, dass sie auch in „schlechten" zusammenstehen. In dem geschilderten Beispiel endet die Situation recht gut. Die Reaktionen von Herrn A. könnten aber auch wesentlich heftiger ausfallen. Er könnte sich bedroht fühlen und mit aggressiver Gegenwehr reagieren. Eine solche Reaktion würde bei dem Betreuenden Unverständnis hervorrufen und Nicht- mehr-weiter-wissen, also Hilflosigkeit. Frau A. würde wahrscheinlich immer häufiger einen aggressiven Partner erleben, dem sie nichts recht machen kann. Und diese Reaktionen ihres Mannes wirken sich natürlich auf ihre Befindlichkeit und letztendlich auch auf ihren Gesundheitszustand aus.

5.3 Unterstützung suchen

Bleiben wir bei unserem Beispiel. Frau A. merkt erst sehr spät, dass sie sich unabkömmlich macht. Und erst nach langer Zeit stellt sie fest, dass die schleichend entstandene „Rundumbetreuung" ihres Mannes auch an ihren Kräften nagt. Hilfe von außen wird häufig erst dann in Anspruch genommen, wenn der betreuende Teil selbst krank geworden ist. Die fremde Hilfe ist dann oft noch mit schlechtem Gewissen verbunden. Man fühlt sich überspitzt ausgedrückt als „Versager". Es handelt sich hier um einen Teufelskreis, aus dem man nicht mehr herauskommt.

Man tut alles für den Menschen mit Demenz und es tritt keine Verbesserung ein, stattdessen sogar eine Verschlechterung. Herangezogenen Ärzten stehen auch keine Heilmittel zur Verfügung. Behandelt wird im Allgemeinen nicht die Demenz, sondern andere vorhandene Erkrankungen. Ein Heilmittel, das den Abbauprozess im Gehirn aufhalten kann, gibt es jedoch bisher nicht. Es gibt lediglich Mittel, die den Veränderungsprozess im Gehirn verlangsamen können. Inwieweit allerdings verlässliche Ergebnisse vorliegen, soll und kann hier nicht erörtert werden.

Ob der behandelnde Arzt allerdings das schlechte Gewissen des Begleiters therapieren kann, ist fraglich. Er wird also versuchen, Hilfen zu organisieren. Diese könnten darin bestehen, den Kontakt zu einem Neurologen herzustellen, einen ambulanten Dienst hinzuzuziehen, vielleicht auf Angebote der Krankenkasse aufmerksam zu machen. Eine ärztliche Behandlung wäre, Medikamente zu verordnen, die den „schlechten Allgemeinzustand" von beiden Betroffenen lindern könnten.

Klar ist, dass beide - der Pflegende und der Gepflegte - einer Behandlung bedürfen. Und zwar einer professionellen, die weniger in einer medikamentösen als vielmehr in einer psychisch-betreuenden Therapie liegen sollte. Erfolgversprechende Maßnahmen gibt es allerdings nicht, bisher zielen alle Methoden nur auf kleine Hilfen im Alltag. Vielleicht nimmt Frau A. Kontakt mit einer Beratungsstelle auf, besucht, wenn es ihr möglich ist, Vorträge, die sie über das Thema Demenz informieren. Und sicher wird sie das eine oder andere, was sie erfahren hat, auch zu Hause ausprobieren. Dabei wird sie feststellen, dass vieles, was man ihr geraten hat, bei ihrem Mann nicht funktioniert. Für die Begleitung eines Menschen mit Demenz braucht man sehr viel Geduld und Zeit, um geeignete Aktivitäten zu finden. Man muss Dinge immer wieder neu ausprobieren und verändern, bis sie bei dem Betroffenen ankommen. Den meisten Menschen dauert dieser Prozess zu lange, und so werden gute Ansätze häufig zu schnell wieder aufgegeben. Eine weitere Hilfe bei der Betreuung kann ein ambulanter Dienst sein. Dieser kommt bis zu dreimal am Tag und übernimmt pflegerische Aufgaben. Die Zeit dafür ist knapp bemessen und der Einsatz kann sich auch nicht immer an den Gewohnheiten eines dementen Menschen orientieren. Schließlich hat der ambulante Dienst viele Klienten am Tag zu versorgen und muss sich dementsprechend einen Zeit- und Maßnahmenplan aufstellen.

In unserem Beispiel käme der ambulante Dienst morgens um 9.30 Uhr, um Herrn A. aus dem Bett zu holen, ihn zu waschen und anzuziehen. Herr A. und seine Frau waren aber immer Frühaufsteher und haben gerne um 8.00 Uhr gemeinsam gefrühstückt. Daher empfindet Frau A. diese Unterstützung nicht als hilfreich. Obendrein versucht ihr Mann, früher aufzustehen und das heißt, sie muss jetzt doch wieder die Versorgung übernehmen oder sie muss ihren Mann beruhigen und ihm erklären, dass er noch nicht aufstehen kann. Beides stellt für Frau A. eine Belastung dar. Eine weitere Unterstützung wäre eine sogenannte Betreuungskraft gemäß § 43b Sozialgesetzbuch XI, die von der Krankenkasse bezahlt wird. Sie könnte Frau A. wenigstens einmal die Woche für kurze Zeit entlasten, so dass sie die Möglichkeit erhält, Termine ohne ihren Mann wahrzunehmen. Zwar hätte Frau A. mit diesen beiden Unterstützungsangeboten jetzt täglich jemanden, der ihre Sorgen und Nöte versteht und ernsthaft versucht, ihr zu helfen, trotzdem liegt die größte Last weiterhin auf ihr. Denn sie verbringt die meiste Zeit des Tages alleine mit ihrem Mann. Viele Probleme sind damit geblieben und Frau A. wird weiterhin mit Situationen konfrontiert sein, die sie an ihre persönlichen Grenzen führen.

Die aufgezeigten ambulanten Hilfen entschärfen die Situation ein wenig, belastend bleibt sie aber weiterhin und schließlich werden fast alle Beteiligten Frau A. raten, ihren Mann in eine stationäre Einrichtung zu geben. Dies muss nicht gleich vollstationär sein, zuerst bietet sich auch eine teilstationäre Unterbringung an. Dies würde bedeuten, dass Herr A. einige Tage der Woche für mehrere Stunden in eine Tagespflegeeinrichtung gebracht würde. Frau A. würde dadurch mehr Zeit für sich selbst gewinnen. Sie könnte endlich wieder einmal durchatmen, ihren Alltag wie früher organisieren und müsste nicht immer ihren Mann mitnehmen.

Da sie natürlich für ihren Mann „das Beste will", wird sie die Hilfen, die ihr angeboten werden, genau prüfen. Das heißt, sie beobachtet den ambulanten Dienst, die Betreuungskraft, die teilstationäre Einrichtung sehr genau und sie wird immer etwas finden, was ihr nicht gefällt. Dies belastet wiederum ihr schlechtes Gewissen. Frau A. macht sich Vorwürfe, dass sie es nicht alleine geschafft hat, ihrem Partner das zu geben, was er ihrer Meinung nach verdient hat und wofür sie als treue Ehegattin zu sorgen hat.

In diesem Zusammenhang kann es auch zu Konfrontationen mit externen Fachkräften kommen. Externe Dienste haben andere, professionelle Einstellungen im Umgang mit Menschen mit einer Demenz. Für sie hat die möglichst lang zu erhaltende Selbständigkeit hohe Priorität. Aber gerade dieses Ziel hat Frau A. nie verfolgt. Sie sieht ihre Aufgabe in der Unterstützung ihres Mannes, was gleichbedeutend ist mit der Übernahme von allen Tätigkeiten, die ihr Mann nicht direkt alleine ausführt.

Voraussetzung für die Unterstützung durch einen Ambulanten Dienst und eine Betreuungskraft nach § 43b Sozialgesetzbuch XI sind die Beantragung einer Pflegestufe und entsprechende Nachweise über die notwendige zusätzliche Betreuung. Darauf wird hier nicht näher eingegangen.

5.4 Alltag gestalten

Um eine demente Personen adäquat zu betreuen, sofern dies überhaupt möglich ist, muss man als Betreuender viel über Demenz wissen und sein eigenes Handeln ständig hinterfragen. In den meisten Fällen ist dies nur schwer möglich, da der Prozess der Demenz schleichend verläuft und sich dadurch auch bei den Begleitern Verhaltensweisen entwickelt haben, die ihnen im Allgemeinen nicht einmal bewusst sind. Umso schwerer lassen sich diese dann wieder korrigieren.

Die Betreuung zu Hause ist in den meisten Fällen persönlicher und bedeutet für einen dementen Menschen, dass er sein gewohntes Umfeld nicht verlassen muss. In der eigenen Wohnung kennt er sich aus, sie ist ihm vertraut, er kann sich hier gut orientieren. Dies hilft ihm im Alltag.

Für jeden Menschen ist es außerdem wichtig, etwas zu leisten, nur über Leistung erhält man Anerkennung und dies gilt nach wie vor auch für demente Personen. Auch sie suchen Anerkennung, um sie zu bekommen, müssen auch sie Leistungen erbringen können. Nimmt man ihnen mehr und mehr Tätigkeiten ab, fühlen sie sich minderwertig. Folgen dieses Zustandes sind der Rückzug und damit verbunden die allmähliche Abnahme der Teilnahme am gewohnten Leben. Dieser Prozess schreitet weiter voran, je mehr Aufgaben abgenommen werden.

Um auch dementen Menschen weiterhin die Teilnahme am normalen Leben zu ermöglichen, muss man ihnen die Chance geben, Wertvolles zu leisten. Dazu gehört die Weiterführung von Tätigkeiten und Arbeiten, die das bisherige Leben gestalteten. Über diese Erfolge können sie sich als vollwertig definieren und Selbstwertgefühl aufbauen. „Jeder von uns möchte etwas leisten, was von anderen anerkannt wird."[30]

Zum anderen müssen „die Ressourcen der Betroffenen zunächst behutsam ermittelt werden"[31]. Dürrmann bezeichnet sie als „Bodenschätze, Goldadern, nach denen man suchen muss."[32] Dies bedeutet für den Betreuenden, sich Gedanken zu machen, welche Aufgaben demente Angehörige übernehmen können, wie man sie an diese Aufgaben heranführen kann, vielleicht sogar, wie man die einzelnen Arbeitsschritte gestalten sollte. Wichtig ist in diesem Zusammenhang auch, dass man Tätigkeiten wählt, die bekannt sind. Es macht wenig Sinn, eine Arbeit auszuwählen, die ein Mensch mit Demenz noch erlernen muss. Genauso wenig sinnvoll ist es, eine Tätigkeit zu suchen, die an eine „minderwertige Arbeit" erinnert oder dem Ausführenden so vorkommt. Damit soll deutlich gemacht werden, dass ein erwachsener Mensch keine Kindergartenarbeit machen muss. Derartige Tätigkeiten sind nur dann sinnvoll, wenn man sie zum Beispiel mit den Enkelkindern gemeinsam macht oder eine Person Spaß daran zeigt. Ansonsten sollten solche Aktivitäten tabu sein. Sinnvolle und sinngebende Aufgaben sind all

---

[30] Scharb 1999, S. 50

[31] Dürrmann 2003, S. 57

[32] ebd., S. 57

die Arbeiten, die zum Alltag gehören, die regelmäßig erledigt werden müssen, sowie die verschiedensten Hobbys. Dies bedeutet in der Praxis, dass Menschen mit Demenz ihre Körperpflege so lange wie möglich alleine übernehmen sollten. Der Betreuende muss lediglich darüber wachen und sollte erst dann eingreifen, wenn bestimmte Tätigkeiten nicht mehr durchgeführt werden können. In dieser Situation ist es seine Aufgabe, den Dementen zu unterstützen und anzuleiten, entsprechende Tätigkeiten alleine auszuführen. Hier wird deutlich, dass es sich um eine nicht ganz leichte Aufgabe handelt. Wichtig ist also, nicht vorschnell Aufgaben zu übernehmen.

Man sollte also nur das abnehmen, was selbst mit Anleitung nicht mehr alleine durchgeführt werden kann. Dies ist eine schwer lösbare Aufgabe, sowohl für den Professionellen wie für den Amateur. Schwer lösbar, weil man meist in irgendwelchen Zwängen steht. Zeitzwänge sind dabei die häufigsten. Hat man beispielsweise einen Arzttermin, kann man vielleicht nicht darauf warten, bis ein von Demenz Betroffener sich alleine gewaschen hat. Schnell schleichen sich dann Über- und Abnahme von Aufgaben ein, die diese Person noch alleine ausführen könnte.

In diesem Zusammenhang muss man natürlich auch die Frage stellen, was Anleitung bedeutet und wie Anleitung aussehen könnte. Zweitens ist die Frage zu stellen, ob Dinge, die abgelehnt werden, unbedingt gemacht werden müssen.

Im Folgenden werden einige praktische Hinweise erörtert.

Anleitung geben

Anleitung geben kann viele Formen haben. Am besten ist Demonstrieren, das heißt praktisch vorführen, was getan werden soll. Nehmen wir ein alltägliches Beispiel: Essen. Wenn ein dementer Mensch nicht mehr weiß, was er mit dem Essen, das auf dem Tisch steht, machen soll, sollte man es ihm zeigen, indem man zum Beispiel selber mit Messer und Gabel isst und ihn auffordert, es auch zu tun. Viele sind durchaus in der Lage, ihr Gegenüber zu beobachten und verstehen dann auch, was man von ihnen verlangt. Demente Menschen beobachten eine altbekannte Situation und können sich nun meist schnell in die Abläufe einfinden.

Zu beobachten ist beispielsweise, dass diese Menschen sich in Restaurants schnell orientieren können und sich

Sitten gerecht verhalten. Angehörige werden oft ihr Familienmitglied nicht wiedererkennen. Menschen mit Demenz hingegen erkennen sofort die „Situation Restaurant" und wissen sich entsprechend zu benehmen. Sie reagieren stark auf ihr Umfeld, sie nehmen Situationen schneller wahr als man sich dies vorstellen kann. Trotzdem brauchen sie Zeit zum Schauen, zum Nachdenken. Es kann durchaus sein, dass ein dementer Mensch längere Zeit zuschaut, bevor er mit dem Essen beginnt. In diesem Zusammenhang ist es wichtig, ihm die Zeit, die er braucht, zu geben. Geduld ist also vonnöten.

Man könnte ihn freundlich ab und zu auffordern, mit dem Essen zu beginnen, man sollte aber vermeiden, ihn in die Enge zu treiben. Dieses Gefühl wird schnell wahrgenommen und führt dann eher zu einer Blockade. Im Unterschied zum Dementen ist man im Vorteil, da man die Initiative gestartet hat. Man hat entschieden, was unternommen werden soll, also ist man immer einen Schritt voraus.

Wenn man von Demenz Betroffene beschäftigen möchte, sollte man Aufgaben wählen, die gemeinsam erledigt werden können. Dabei teilt man sich die Arbeit mit ihnen. Entweder machen alle die gleiche Tätigkeit oder man übernimmt oder vergibt verschiedene Aufgaben. Wenn es zum Beispiel darum geht, Äpfel zu schälen und klein zu schneiden, könnte eine Person das Schälen übernehmen, die andere das Kleinschneiden. So haben beide Partner eine sinnvolle Aufgabe. Und es sind diese kleinen Erfolge, die ein Leben lebenswert machen. Gemeinsame alltägliche Aufgaben, die Freude bereiten, wenn sie gelungen sind. Man freut sich über ein leckeres, selbst zubereitetes Essen. Und es ist nicht selbstverständlich, dass das immer gelingt. Eine Erfahrung, die man im Leben schon des Öfteren machen musste. Damit etwas gelingt, sollte überlegt werden, welche Aufgaben der demente Partner übernehmen kann und welche man selber übernehmen muss. So wird eine Atmosphäre geschaffen, in der man sich wohl fühlen und Selbstwertgefühl entstehen kann. Selbstwertgefühl ist für jeden Menschen immens wichtig, nur, wer noch etwas leisten kann, empfindet auch noch Sinn in seinem Leben. Damit auch der von Demenz Betroffene einen Sinn in seiner Existenz sieht und sein Selbstwertgefühl aufbauen kann und es ihm nicht genommen wird, ist es ganz wichtig, dass der Betreuende sehr genau beobachtet, welche Aufgaben man ihm übergeben kann. Nur dann ist man auch in der Lage, die Tätigkeiten auszusuchen, die sinnvoll sind, also weder eine Überforderung noch eine Unterforderung darstellen. Berücksichtigt man dies alles, wird schnell deutlich, dass die Pflege und Betreuung von Menschen mit einer Demenz nicht einfach ist, sondern vielmehr großes Geschick und Können verlangt. Um eine adäquate Betreuung sicherzustellen, bedarf es qualifizierter Fachkräfte, die mit großer Empathie an die Aufgabe herangehen. „Die Beobachtung und Begleitung von alten Menschen erfordert von den Begleitern großes Einfühlungsvermögen und viel Fingerspitzengefühl... Dabei spielt der Erfahrungsschatz der

MitarbeiterInnen eine große Rolle, hier greift das Fachwissen...“[33]

Familienangehörige, die sich dieser schweren Aufgabe widmen, brauchen professionelle Unterstützung, da diese Aufgabe an ihnen zehrt. Professionelle Unterstützung würde bedeuten, dass ihnen jemand zur Seite steht, der in Konfliktsituationen berät, der dem Betreuenden eine Auszeit zugesteht, der ihn in der praktischen Arbeit unterstützt, ihm Aufgaben abnimmt und ihn dazu anhält, auch an sich selbst zu denken, sich selbst zu pflegen.

Von dieser wünschenswerten Situation ist man derzeit noch weit entfernt. Und so gehen häufig Angehörige an dieser schweren Aufgabe zugrunde, da sie sich nur langsam entschließen können, ihr Familienmitglied in professionelle Hände abzugeben, und wenn sie es dann doch tun, oft unter einem schlechten Gewissen leiden. Man fühlt sich nicht selten als „Versager“. Dies kann ausschlaggebend dafür sein, dass man die professionelle Pflegestelle genauestens beobachtet und selten mit der angebotenen Leistung vollends zufrieden ist. Dies soll keine Verallgemeinerung darstellen, es gibt auch Angehörige, die die Leistungen der professionellen Pflege durchaus zu schätzen wissen.

---

[33] Löding 2004, S. 44

Beschäftigungsmöglichkeiten im Alltag

In den folgenden Abschnitten werden praktische Vorschläge vorgestellt, die in der Betreuung von demenzkranken Menschen anwendbar sind.

„Aktivierung zu Neuem ist bei Menschen mit Demenz nicht mehr möglich. Es geht ausschließlich darum, mit den Nochfähigkeiten der Bewohner/innen ein Stückchen Freude und positives Selbstwertgefühl in ihren Lebensrest zu bringen."[34]

„Reaktivierende Pflege hat das Ziel, Selbständigkeit in den Restfähigkeiten des Alltagskonzeptes wiederherzustellen, Krankheitsfolgen zu verhindern und ein positives Selbstwertgefühl zu fördern. Reaktivierende Pflege entlastet die Pflegenden, überfürsorgliche Pflege macht bettlägrig."[35] Beide Zitate machen deutlich, dass in Pflege und Betreuung der Schwerpunkt auf die noch vorhandenen Fähigkeiten gelegt werden sollte. Die betroffenen Personen sind nicht mehr in der Lage, Neues zu erlernen, aber sie besitzen noch viele Fähigkeiten, die es zu erhalten gilt. Hier wird deutlich, dass das oberste Ziel in der Begleitung dieses Personenkreises die Erkennung der noch vorhandenen Fähigkeiten ist. In einem zweiten Schritt muss man dann überlegen, wie diese „Nochfähigkeiten", wie

---

[34] Schmidt-Hackenberg 2005, S. 10
[35] Flatz 2004, S. 44

Schmidt-Hackenberg sie bezeichnet, reaktiviert werden können. Und so stellt die Pflege und Betreuung von dementen Menschen für alle Begleiter eine ständige Herausforderung dar. Leider wird sie oft unterschätzt.

Naheliegende Beschäftigungsmöglichkeiten sind hauswirtschaftliche Tätigkeiten. Hierunter fallen sämtliche Aufgaben, die im Umfeld Haushalt vorkommen. Sicher wird man hier auch geschlechtsspezifische Unterschiede machen müssen. Vollkommen gleichberechtigt sind in unserer Gesellschaft Frau und Mann nicht, selbst wenn es mittlerweile immer mehr Tätigkeiten gibt, die heute von beiden Geschlechtern übernommen werden, früher aber als geschlechtsspezifisch galten. Man sollte aber nicht übersehen, dass auch heute noch in vielen Familien geschlechtsspezifische Unterschiede gelebt werden. Oft sind die Rollen von Frau und Mann nach wie vor traditionell geprägt. Dass es mittlerweile Frauen gibt, die mit einer Bohrmaschine und Werkzeug umgehen können und viele Männer zu Hause den Hobbykoch spielen, heißt noch lange nicht, dass klassische Rollenklischees abgebaut sind. Vielmehr macht es eine Gesellschaft, in der immer mehr Single-Haushalte entstehen, unabdingbar, bestimmte Tätigkeiten zu übernehmen, da man sich nicht immer die Fachfrau oder den Fachmann leisten kann.

Für die hauswirtschaftlichen Aufgaben, die in diesem Zusammenhang eine wichtige Rolle spielen können, sollte man sich einen normalen Tagesablauf ins Gedächtnis rufen. Es sollte versucht werden, altbewährte Tätigkeiten und Rituale, die das Zusammenleben geprägt haben, weiter zu pflegen.

Am besten stellt man sich den eigenen Tagesablauf genau vor. Jedes kleine Detail ist hier wichtig. Menschen mit Demenz können sich gut an bekannten Abläufen orientieren.

Rituale, die lange Zeit in einer Familie gelebt wurden, sollten nach Möglichkeit beibehalten werden. Dies ist für Menschen mit Demenz wichtig. Sie kennen diese Rituale und Regeln, die Orientierung vermitteln.

Dies bedeutet, dass es falsch ist, dem Dementen bekannte Aufgaben abzunehmen, solange er diese noch selbständig ausführen kann. Die Aufgabe des Begleiters besteht darin, ihn zu bestärken, bewährte Arbeiten weiterhin zu übernehmen. Sollte es nicht mehr möglich sein, eigenständig Arbeiten auszuführen, versucht man diese Tätigkeiten gemeinsam zu erledigen, indem man dem dementen Partner diejenigen Tätigkeiten überlässt, die er noch erledigen kann. Wichtig ist hier auch die Form der Übermittlung. Die Botschaften sollten auf zwei unterschiedlichen Wegen vermittelt werden, einmal visuell und einmal akustisch. Dies ist deshalb wichtig, weil Menschen unterschiedliche Wahrnehmungsantennen haben. Manche nehmen eher über die Augen wahr, andere eher über das Gehör. Botschaften, die über diese beiden Wege vermittelt werden, machen das Verstehen leichter. Da man oft nicht weiß, welcher Vermittlungsweg der geeignetere für das Gegenüber ist, sollte man sich für beide Übertragungswege entscheiden. Wichtig ist in diesem Zusammenhang auch, den Anderen freundlich um Mithilfe zu bitten. So vermittelt man das Gefühl des `Gebrauchtwerdens.´

Vorführen und Zeigen, gegebenenfalls auch mit einigen Wiederholungen ist besser als das Abnehmen von Aufgaben. Arbeiten, die zum Alltag gehören und die erledigt werden müssen, vermitteln Teilhabe am Leben. Kritik sollte möglichst vermieden werden, selbst, wenn die vorgesehene Tätigkeit nicht ausgeführt wurde. In diesem Fall hat ihr Angehöriger etwas anderes verstanden und glaubt, dass das, was er macht, korrekt ist. Und so wird er in diesem Zusammenhang die Kritik nicht verstehen können. Kritik führt eher zum Rückzug. Und das nächste Mal, wenn man ihn um Mithilfe bittet, wird er vielleicht von vornherein ablehnen. Menschen mit einer Demenz reagieren sehr feinfühlig und vermeiden es, sich eine Blöße zu geben. Eher werden sie sich gewandt abwenden, oft mit hervorragenden Ausreden.

Verdeutlicht am Beispiel von Ehepaar A., könnte dies folgendermaßen aussehen:

Beispiel:

Frau A. und ihr Mann waren immer Frühaufsteher. Sie standen um 6 Uhr auf, Herr A. ging dann zum Briefkasten und holte die Zeitung. Frau A. stand schon in der Küche und kochte den Kaffee, deckte den Tisch. Beide frühstückten und lasen die Zeitung, zuerst immer den Sportteil und dann schimpften sie über die schlechten Leistungen der hoch bezahlten Sportler.
Nach einem ausgiebigen Frühstück spülte Herr A. das Geschirr ab, während seine Frau mit ihrer Morgentoilette begann. Mittlerweile steht Herr A. nicht mehr auf, um den Abwasch zu machen, oft ist er nach dem Frühstück müde und macht am Tisch ein Nickerchen. Frau A. lässt ihn schlafen und übernimmt den Abwasch alleine.

Besser wäre es,:

ihren Mann zu wecken und ihn aufzufordern, ihr beim Spülen zu helfen. Während Herr A. früher den gesamten Abwasch alleine gemacht hat, ist dies mittlerweile eine Aufgabe, die sich beide teilen könnten. Herr A. könnte unter Anleitung seiner Frau weiterhin das Geschirr spülen und seine Frau würde abtrocknen. Die Aufgabe von Frau A. wäre zum Beispiel, das Spülwasser einlaufen zu lassen und einige Tassen in das Spülbecken zu stellen, ihrem Mann die Spülbürste in die Hand zu geben, und freundlich zu sagen, wir machen den Abwasch gemeinsam, du spülst heute und ich trockne ab, wie immer. Zu zweit haben wir dann die lästige Arbeit leichter getan. Anschließend machen wir es uns gemütlich.

Das Beispiel macht deutlich, dass es in jeder Beziehung viele Rituale gibt, die auch dann aufrecht erhalten werden können, wenn ein Partner Demenz hat. Gerade die Tätigkeiten, die einen ein Leben lang begleitet haben, sind, wie man umgangssprachlich sagt, „in Fleisch und Blut" übergegangen und können auch jetzt noch abgerufen werden. Hier müssen mitunter Reiz- und Schlüsselworte gefunden werden, um demente Menschen für eine bekannte Aufgabe zu motivieren. Andererseits braucht man Geduld, da man sie behutsam an bekannte Aufgaben heranführen muss, da sie oft mehr Zeit brauchen. Vor allem aber brauchen sie Anerkennung.

In unserem Beispiel würde Herr A. sich durch die freundliche Ansprache seiner Frau genötigt sehen, ihr unter die Arme zu greifen, außerdem kann er nach getaner Arbeit wieder entspannen, das könnte es ihm wert sein, sein Schläfchen kurz zu unterbrechen. Sollte Frau A. allerdings entscheiden, ihn schlafen zu lassen und den Abwasch alleine zu regeln, würde Herr A. zukünftig sicher öfter nach dem Frühstück einschlafen und seiner Frau die Arbeit alleine überlassen. Frau A. würde mit der Zeit davon ausgehen, dass ihr Mann für kleine Arbeiten im Haushalt zu müde ist, schließlich schläft er fast immer nach dem Frühstück ein. Sie übernimmt die anstehenden Aufgaben allein, weil sie weiß, dass ihr Mann aufgrund seiner Demenz dafür nicht mehr zur Verfügung steht. Herr A. nimmt indessen wahr, dass es im Haushalt nichts zu tun gibt.

Würde Frau A. ihn wecken und ihn an der Arbeit teilhaben lassen, wäre Arbeit auch ein Teil seines Lebens. Herr A. wäre aktiver, er könnte vielleicht sogar seine Frau von einigen Tätigkeiten entlasten. Er hätte das Gefühl, dass er wichtige Dinge übernimmt, sein Leben würde Sinn machen. Wenn er hingegen erfährt, dass nichts zu tun ist, würde er sicher öfter schlafen und sein Leben vielleicht auch als langweilig und sinnlos erleben.

Beispiel:

Frau A. hat ihren Mann gebeten, die Tassen zu spülen. Sie gab ihm die Spülbürste in die Hand. Herr A. be-

gann daraufhin mit der Spülbürste die Kacheln über der Spüle zu säubern. Frau A. ist entsetzt und sagt laut zu sich: Mein Gott, jetzt kann er noch nicht einmal mehr die Tassen spülen.

Am folgenden Tag bittet Frau A. ihren Mann freundlich, gemeinsam mit ihr den Abwasch zu machen. Herr A. sagt, ich bin dafür zu müde, du kannst es doch auch viel besser. Ich habe dich deshalb schon immer bewundert.

In diesem Beispiel erhält Herr A. die Botschaft, dass er etwas falsch gemacht hat. Was falsch ist, kann er sich nicht vorstellen. Schon oft hat er die Spüle und die Kacheln nach dem Spülen mit gereinigt. Er nimmt aus diesem Erlebnis mit, dass er seiner Frau nichts recht machen kann. Am folgenden Tag bittet seine Frau ihn freundlich um Hilfe. Nun kann er sich erinnern, dass es gestern ein Problem gab. So antwortet er, dass er dazu heute nicht in der Lage sei, schließlich fühle er sich zu müde. Er weiß auch, dass seine Frau hartnäckig sein kann und deshalb versucht er sofort, ihr den Wind aus den Segeln zu nehmen, indem er ihr ein Kompliment macht.

Versucht Frau A. weiter, ihn zu motivieren, wird er stur bleiben. Er wird zunächst nur für den heutigen Tag die Mithilfe verweigern. In den kommenden Tagen wird er weitere Ausreden finden, sich um die Arbeit zu drücken und irgendwann wird Frau A. ihn nicht mehr darum bitten, sondern den Abwasch alleine machen. Würde sie ihren Mann nach Wochen noch einmal überreden können, ihr zu helfen, könnte Herr A. vielleicht schon vergessen haben, für welchen Zweck seine Frau ihm die Spülbürste in die Hand gedrückt hat. Jetzt würde er die Spülbürste vorsichtig mit den Fingern berühren, über die Borsten streichen und sie dann in den Kühlschrank legen. Herr A. hat in diesem Beispiel die Fähigkeit verloren, adäquat mit der Spülbürste umzugehen.

Frau A. hat nicht gemerkt, dass sie ihren Mann getadelt hat und er zutiefst getroffen und gekränkt war. Sie hat wahrscheinlich den Vorfall vergessen. Sie nimmt jetzt wahr, dass ihr Mann seit einiger Zeit die Mithilfe verweigert. Sie kennt den Grund nicht.

Beispiel:

> *Frau A. hat ihren Mann gebeten, die Tassen zu spülen. Sie gab ihm die Spülbürste in die Hand. Herr A. begann daraufhin mit der Spülbürste die Kacheln über der Spüle zu säubern. Frau A. sagt, das hast du gut erkannt, die Kacheln hatten es dringend nötig, sauber gemacht zu werden. Danke, dass du mitdenkst. Und jetzt spülen wir noch gemeinsam das Geschirr ab.*

In dieser Szene erfährt Herr A., dass er etwas Besonderes geleistet hat und seine Frau darauf stolz ist. Natürlich wird er sich am Folgetag gut gelaunt an die Spülarbeit begeben. Vielleicht wird er auch wieder die Kacheln säubern. Frau A. braucht viel Geduld und sie muss Tätigkeiten würdigen, die sie vielleicht für überflüssig hält. Sie vermittelt ihrem Mann damit aber, dass er wertvoll ist, dass er wichtige Arbeiten erkennt, diese ohne Aufforderung übernimmt. Sein Selbstbewusstsein wird aufgebaut. Im Haushalt gibt es viele Tätigkeiten, die ein Mensch mit Demenz übernehmen kann. Einige davon auch selbständig.

Beispiel:

> *Herr A. sieht seine Schuhe. Er geht zum Schuhschrank, öffnet die oberste Schublade, nimmt Bürste und Schuhcreme und putzt seine Schuhe. Anschließend stellt er seine Schuhe in den Schuhschrank.*
> *Herr A. schaut aus dem Fenster in den Garten und sieht das herabgefallene Laub. Er geht in die Garage nimmt sich einen Besen und kehrt das Laub zusammen.*

In beiden Beispielen erkennt der Mensch mit Demenz Aufgaben, die erledigt werden müssen und übernimmt diese selbständig. Würde

Frau A. sofort hinter ihrem Mann stehen, weil sie vermutet, dass er wieder etwas Unsinniges macht, würde Herr A. sich bedrängt oder kontrolliert fühlen. Frau A. hat allerdings schon öfter beobachtet, dass er ihr zusätzlich Arbeit macht. Auf diesem Hintergrund ist zu verstehen, dass sie meint, ihren Mann immer kontrollieren zu müssen.

Beispiel:

> *Herr A. sieht seine Schuhe. Er geht zum Schuhschrank, öffnet die oberste Schublade, nimmt Bürste und Schuhcreme und putzt seine Schuhe. Anschließend stellt er seine Schuhe in den Wohnzimmerschrank. Frau A. beobachtet dies und stellt die Schuhe in einem unbemerkten Augenblick in den Schuhschrank zurück.*

> *Herr A. schaut aus dem Fenster in den Garten und sieht das herabgefallene Laub. Er geht in die Garage nimmt sich einen Besen und kehrt das Laub zusammen. Danach wirft er es in den Garten des Nachbarn. Frau A. hat zu den Nachbarn guten Kontakt und bittet um Entschuldigung.*

Aus diesen beiden Szenen wird deutlich, dass Frau A. ihren Mann immer im Blick haben muss. Sie muss größeres Unheil vermeiden. Im ersten Beispiel muss sie dafür sorgen, dass Herr A. seine Schuhe am nächsten Tag an gewohnter Stelle findet, sonst würde er sie womöglich für das Verschwinden seiner Schuhe verantwortlich machen. Im zweiten Beispiel riskiert Frau A. einen Konflikt mit den Nachbarn. Beide Bespiele machen aber auch deutlich, dass es Tätigkeiten gibt, die auch Demente durchaus alleine durchführen können. Und hier ist es die Aufgabe des Betreuenden, aus gewisser Entfernung zuzuschauen und eine konfliktfreie Intervention vorzunehmen. Frau A. hat dies hervorragend gelöst, indem sie in einem unbemerkten Augenblick die Schuhe an den rechten Ort gestellt hat und ohne ihren Mann Kontakt zu den Nachbarn aufgenommen hat. Beide Beispiele zeigen aber auch, wie schwer diese Aufgabe ist. Frau A. muss immer überall sein, alles im Auge haben und gleichzeitig noch den nötigen Abstand einhalten, damit sich ihr Mann nicht von ihr kontrolliert oder bedrängt fühlt. Eine gefühlte Kontrolle würde Herrn A. zum Rückzug bewegen, er würde mehr und mehr Tätigkeiten aufgeben und passiv werden. Passivität könnte für Frau A. einerseits mehr Ruhe bedeuten, andererseits die Übernahme von Tätigkeiten, die ihr Mann noch alleine ausführen könnte. Frau A. ist immer in der Zwickmühle. Die Beispiele machen aber auch deutlich, dass es oft leichter sein kann, vieles selber zu übernehmen und einen Menschen mit Demenz zur Passivität zu erziehen.

Neben den genannten Arbeiten im Haushalt gibt es ausgesprochen schöne Dinge, die im Leben ihren Platz hatten und auch weiterhin haben sollten. Solche Erlebnisse werden oft unter dem Begriff **Erinnerungspflege** zusammengefasst. Hierunter versteht man alles, was in einem Leben und auch in bestimmtem Phasen dieses Lebens von Bedeutung war, also gesellschaftliche und politische Ereignisse ebenso wie ganz private. Flatz nennt dies, nach den „Inhalten des Altgedächtnisses fragen".[36]

Die Zeit, in der man aufgewachsen ist, spielt dabei eine wichtige Rolle. Die Orte, an denen man gelebt hat, die Situation der Herkunftsfamilie, die Bildung, die eigene Familie, dies alles ist Teil eines Lebens und prägt es. An viele Ereignisse kann man sich erinnern, an positive und an negative. Unsere schnelllebige Zeit hat manche Dinge, die früher „normal" waren, verdrängt, das heißt, viele Gegenstände gibt es gar nicht mehr oder nur noch als „Antiquitäten" oder „Altertümer". Manchmal ist es schön, wenn man solche „Altertümer" noch besitzt und darüber nachdenken und sprechen kann. Man könnte überlegen, was man

---

[36] Flatz 2004, S. 49

mit Ihnen gemacht hat, wofür sie wichtig waren.

Beispiel:

> *Herr X. holt die alte Kaffeemühle aus dem Schrank, füllt Kaffeebohnen ein und beginnt sie zu mahlen. Dabei erzählt er seiner Frau alte Erlebnisse, die sie gemeinsam mit dem Kaffee kochen hatten. „Kannst du dich noch erinnern," sagt er, „als wir uns nur wenig echte Bohnen leisten konnten und wir dann die Getreidekörner unter die echten Bohnen gemischt haben? Und der Kaffee hat uns doch besonders gut geschmeckt und Deine Eltern haben nicht einmal gemerkt, dass es kein reiner Bohnenkaffee war."*
> *"Oh ja, und ich habe doch immer samstags Kuchen gebacken. Das war eigentlich eine schöne Zeit," antwortet Frau X.*

Bei diesem Beispiel wird eine bekannte alte Tradition noch einmal erlebt. Beide erinnern sich an alte gemeinsame Zeiten und man hat sich einiges zu erzählen. Schön ist es, wenn einige „Altertümer" noch vorhanden sind, ansonsten existieren vielleicht noch Bilder.
Hat man derlei „Altertümer" nicht mehr zu Hause, kann man sich mit Bildbänden helfen,

die alte Zeiten beleuchten. Bilder über frühere Mode, Erfindungen, alte Filme, Zeitgeschehen, alte Haushaltsgegenstände, Landschaften, Reiseprospekte und ähnliches können in frühere Zeiten entführen. Solche altbekannten Dinge oder Tätigkeiten noch einmal anzuschauen, darüber zu reden, bedeutet oft auch Freude und Erinnerungen an große Leistungen. Und damit auch an positives Selbstwertgefühl.

Erinnerungspflege heißt bei der jetzigen älteren Generation auch Erinnerung an Kriegszeiten, Zeiten der Armut, des Hungerleidens, des Verlusts von Familienangehörigen. Dies sind sehr negative Erinnerungen, die natürlich nicht im Vordergrund stehen sollten. Aber viele Menschen erzählen von sich aus von dieser Zeit. Und dann kann es auch ein schönes Erlebnis sein, wenn man die großen Leistungen anspricht, die sie nach dem Krieg vollbracht haben, worauf man mit Recht stolz sein kann. Dies soll aber nicht bedeuten, dass man nicht auch Leid, das erzählt wird, als solches akzeptiert. Man muss auf die Gefühle, die in einem solchen Zusammenhang angesprochen werden, eingehen. Hier könnte ein guter Ansatz Validation sein. Das heißt, man greift die geäußerten Gefühle auf und versucht seinem Gegenüber auf der Gefühlsebene zu begegnen, etwa durch Verbalisieren seiner Gefühle.

Beispiel:

> *Frau B. erzählt, dass sie mit ihrer Mutter immer in den Luftschutzkeller gelaufen ist. „Dort nahm mich meine Mutter immer fest in den Arm. Einmal hat sie mich dort alleine gelassen und ist fortgegangen, ich kam nicht mehr hinterher. Ich habe geweint. Später kam sie zurück und nahm mich mit in ein anderes Versteck. Wir mussten uns immer verstecken."*
>
> *Die Betreuerin legt die Arme um die Schultern von Frau B. und sagt, da haben sie Schlimmes erlebt und hatten furchtbare Angst. Das kann ich gut verstehen, mir wäre es genauso gegangen. Aber im Nachhinein war es doch gut, dass sich ihre Mutter um ein sicheres Versteck gekümmert hat. So haben sie diese schlechten Zeiten überlebt. Und wir konnten uns kennenlernen und werden sicher noch einige schöne Dinge gemeinsam erleben.*

Bei diesem Beispiel wird deutlich, dass die Betreuerin einmal Frau B. Verständnis vermittelt, indem sie ihr den Arm um die Schultern legt und zweitens, indem sie sagt, mir wäre es genauso gegangen. Sie zeigt Frau B. darüber hinaus auch noch eine Zukunftsperspektive auf. Validation heißt hier, sich in die Lage des dementen Menschen zu versetzen, mit ihm eine Situation noch einmal zu leben und ihm bestenfalls eine neue Vision zu vermitteln. Auf jeden Fall aber sollte man diesem Menschen wieder aus der negativen Situation heraushelfen.

Beispiel:

> *Frau B. erzählt von ihrer Hochzeit, sie holt ein Bild aus ihrer Handtasche und zeigt voller Stolz ihr Hochzeitsfoto. Ihre Tochter sagt, Mama, du warst eine wunderschöne Braut. So ein schönes Hochzeitskleid möchte ich auch mal haben.*

Die Tochter von Frau B. bestärkt ihre Mutter in ihrem Stolz. Bei den Themen aus ihrem Leben werden die alten Gefühle wieder wach und können auch noch einmal erlebt werden. Wäre die Tochter einfach, ohne eine Reaktion darüber hinweg gegangen, hätte Frau B. dieses Erlebnis nicht mit ihr teilen können. Wichtig ist für Menschen mit Demenz, dass sie von anderen wahrgenommen und anerkannt werden. Sie haben aus ihrem Leben noch viel mitzuteilen und das kann zum Beispiel über Bilder, die man sich gemeinsam ansieht, erfolgen, aber auch über alte Gegenstände und Geräte, die man sich erklären lassen kann. In jeder Wohnung existieren viele Sachen, zu denen man einen persönlichen Bezug hat. In der Erinnerungspflege können viele schöne Erlebnisse mit Hilfe dieser Gegenstände wieder „aufgewärmt" und damit noch einmal nachempfunden werden.

Beispiel:

> *Herr A. hat immer gerne Schach gespielt und oft gewonnen. Seine Tochter holt das alte Schachspiel heraus und ihr Vater beginnt die einzelnen Figuren zu betrachten. Herr A. nimmt den Springer in die Hand und erzählt, wie er damit seinen Bruder immer wieder geschlagen hat. Seine Tochter sagt, du warst immer ein großer Schachmeister. Von dir kann man immer noch viel lernen. Schach ist ein schweres strategisches Spiel, ich habe das bis heute nicht richtig begriffen. Herr A. zeigt ihr die einzelnen Figuren und führt die Schritte vor, die man mit ihnen machen kann.*

Hier erinnert sich Herr A. genau und kann sogar seiner Tochter etwas von seinem Erfahrungsschatz vermitteln.
Herr A. wird an seine strategischen Leistungen im Schach erinnert und fühlt sich ermuntert, seiner Tochter das Spiel zu erklären. So wird sein Gedächtnis aktiviert, sein Selbstbe-

wusstsein wird gestärkt und er erlebt schöne Erinnerungen.

Musik ist ebenfalls ein ganz bedeutendes Thema im Leben eines Menschen. Jede Zeit hat ihre Musik. Und so stellt sie auch ein wichtiges Instrument für die Betreuung von dementen Menschen dar.

Um Musik bei diesem Personenkreis einzusetzen, sollte man als pflegender Angehöriger oder Betreuer überlegen, welche Musik in der Kindheit, der Jugend und im weiteren Leben dieses Menschen eine Rolle gespielt haben könnte. Oft ist die Musik ein ganz besonderes Zugangsinstrument zu ihnen. Selbst diejenigen, die sich sprachlich nicht mehr äußern können, reagieren auf bekannte Melodien. Sie verbinden etwas mit den Klängen. Außerdem hatte Musik auch historisch gesehen unterschiedliche Bedeutungen und wurde politisch wie gesellschaftlich eingesetzt. Man denke an die Zeit des Nationalsozialismus, wo deutsche Komponisten und das deutsche Volkslied besonders gepflegt wurden und andererseits Singen zu einem Instrument zur Bekämpfung von Angst wurde. In hoffnungslosen Momenten während des Krieges haben Menschen gemeinsam gesungen, um ihre Ängste zu lösen.

In den verschiedenen Lebensabschnitten spielte Musik wahrscheinlich immer eine Rolle. Und so gehört Musik auch zu vielen glücklichen Erlebnissen. Es ist gut, wenn man weiß, in welchem Zusammenhang ein Mensch mit Demenz welche Musik gehört hat.

Beispiel:

> *Die Tochter von Frau F. weiß, wo ihre Mutter ihren Mann kennengelernt hat und welche Musik beide gerne gehört haben. Einiges haben ihr ihre Eltern erzählt, von einigen Erlebnissen haben sie des öfteren geschwärmt. Die Tochter legt deshalb öfter alte Platten auf und Frau F. beginnt zu singen und zu erzählen. Euphorisch erzählt sie von ihrem Tanzclub, wo sie vor vielen Jahren ihren Mann das erste Mal gesehen hat.*

Hört man Musik von früher, fallen einem oft sogar Einzelheiten wieder ein. Daraus könnte sich ein gemeinsames Gespräch entwickeln. Auch Menschen mit einer Demenz erinnern sich an verschiedene Erlebnisse, die sie mit bestimmter Musik verbinden. Sicher gibt es für jeden Menschen Höhepunkte und besondere Tage in seinem Leben, bei denen Musik eine wichtige Rolle spielte, etwa am Hochzeitstag der Hochzeitswalzer, die Musik aus dem Urlaub, der Besuch von Konzerten, oder das Musizieren in der Familie.

Stellt man sich diese Fragen als Angehöriger, wird man schnell einen Anhaltspunkt finden, der Ausgangspunkt für eine gemeinsame Aktion werden könnte.

Beispiel:

> *Herr D. erinnert sich, dass er seine Frau in einem Berliner Tanzlokal kennengelernt hat. Als er sie zum Tanzen aufforderte, wurde gerade „Tanze mit mir in den Morgen" gespielt. Dieses Lied wurde zu ihrem gemeinsamen Lieblingsstück. Oft haben sie später noch diesen Schlager zu Hause gehört, die Möbel zur Seite gerückt, um den*
> *Tango zu tanzen. Herr D. legt die alte Schallplatte aus den fünfziger Jahren auf, nimmt seine Frau in den Arm und schunkelt mit ihr im Takt. Frau D. stehen die Tränen in den Augen und sie beginnt zu summen und zu erzählen.*

Frau D. hat sich sofort an eine schöne Situation erinnert und sie weiß dazu Einiges zu berichten. Herr D. erhält eine positive Rückmeldung. Es ist nicht negativ zu bewerten, dass Frau D. weint. Sie ist in dieser Situation von ihren Gefühlen überwältigt und kommt später von selbst zum Mitsummen und zum Erzählen, also in eine neue positive Gefühlssituation. Freude ist oft für Angehörige und Begleiter besser zu ertragen als Leid. Aber beide Gefühle gehören zum Leben und so muss man dementen Menschen in beiden Fällen eine verständnisvolle Reaktion entgegenbringen.

So wie mit Musik schöne Erlebnisse verbunden werden, so kann bestimmte Musik auch negativ besetzt sein. Das Wissen um diesen Tatbestand ist für diese Arbeit äußerst wichtig. Nur so kann gewährleistet sein, dass man auch die richtige Musikwahl trifft.

Auch Singen kann etwas sehr Wertvolles sein, wenn man es aus der eigenen Vergangenheit kennt. Im Gegensatz zu heute hatte das Singen von Volksliedern und Schlagern

früher einen hohen Stellenwert. Es gehörte zur Bildung, dass man Volkslieder kannte, sie wurden bereits in der Schule auswendig gelernt. Die damaligen Schlager stammten vorwiegend aus Operetten und waren ebenso bekannt wie Volkslieder. Auf Wanderungen und bei Festen wurden sie gemeinsam gesungen. Je nach Anlass wurden die Originaltexte durch lustige Varianten ersetzt. Und diese Texte waren auch ohne Fernsehen und Internet weit verbreitet. Und so kennen viele aus einer Generation dieselben Texte. Als Jüngerer ist man manchmal erstaunt, dass demente Menschen sich genau an diese Texte erinnern. Wurde ein Musikinstrument gespielt, bleiben die Fähigkeiten noch lange erhalten, so dass auch demente Menschen durchaus weiterhin musizieren können. In diesen Fällen stellt das Musizieren eine besondere Herausforderung und Bereicherung für den Alltag dar. Und es gilt diese Tätigkeit solange wie möglich fortzuführen. Früh erworbene musische Fähigkeiten machen auch im Alter Freude und stärken das Selbstbewusstsein.

Volkslieder und Schlagermelodien sind die bekanntesten und meist gehörten Musikstücke. Klassische Musik hingegen wurde in der Regel nicht so häufig gehört. Allerdings gibt es auch in der klassischen Musik bekanntere Melodien, die zu Ohrwürmern geworden sind, weil sie oft in Wunschkonzerten im Radio oder auch im Fernsehen gespielt wurden. Es handelt sich dabei meist um sehr bekannte kleine Stücke aus verschiedenen Werken klassischer Komponisten. Zu nennen wären hier beispielsweise die „Kleine Nachtmusik" von Mozart, die „Ode an die Freude" aus Beethovens 9. Sinfonie, Wiener Walzer von Johann Strauß und viele Operettenlieder und Opernarien. Auch diese Musik, die man gerne gehört hat, bietet sich weiterhin zum Hören, Mitsingen oder Mitsummen an.

Musik begleitet das Leben eines jeden Menschen und bietet die Möglichkeit, Gefühle und Empfindungen wahrzunehmen und auszuleben. Jeder findet seine Methode, mit Musik umzugehen. Nicht nur die Vorgängergenerationen haben Erfahrungen gesammelt, man selbst wird viele Erfahrungen im Umgang mit Musik machen.

Musik ist so vielfältig und reichhaltig, dass jeder ein Musikgenre findet, das ihn anspricht. Musik hört man, wenn es einem schlecht geht und wenn man sich gut fühlt. Man kann sich hinein versenken, man kann sich dabei ausleben. Das sich Zurückziehen, das Zuhören, das Bewegen, das Mitsingen, alle diese Tätigkeiten ermöglichen einen ganz persönlichen Umgang mit Musik. Wir machen das, wonach uns gerade zumute ist. Wir lassen unseren Frust, unsere Aggression, unsere Freude heraus. Für alle Gefühle gibt es passende Musik. In der Betreuung eines dementen Menschen geht es darum herauszufinden, welche Musik er in welchen Situationen gehört hat.

Im familiären Umfeld ist oft bekannt, wann ein Angehöriger Musik gehört hat, welche Musik er geliebt hat und vielleicht auch, welche Gefühlsregungen damit verbunden waren. So wird es genügend Anhaltspunkte geben, die passende Musik für die verschiedenen Situationen auszuwählen. „Einen sehr günstigen Einfluss hat Musik, in deren Auswahl gar nicht genügend Überlegungen einfließen können. Zum einen geht es darum, erwünschte, bereits vorhandene Stimmungen zu verstärken und zu unterstützen, zum anderen darum, bestimmte seelische Verfassungen einfach nur aufzugreifen und durch die Musik abzubilden. In wiederum anderen Momenten ist Beruhigung durch Musik angezeigt; es kann aber auch das Ziel sein, mit Hilfe von Musik zu animieren und zu aktivieren"[37]. In diesem Zitat wird die umfassende Bedeutung von Musik sehr gut umschrieben. Als Fazit lässt sich festhalten, dass Musik auch in der Betreuung ein kaum ersetzbares Instrument darstellt. Über die Beobachtung und über biografische Daten eines von Demenz Betroffenen wird man in der Lage sein, für ihn Musik in verschiedenen Situationen auszuwählen und einzusetzen. Allerdings sollte man auch genau überlegen, wie lange und wie oft man Musik spielen lässt, auch gerne gehörte Melodien können einem irgendwann überdrüssig werden und dann erreicht man das Gegenteil von dem, was man erreichen wollte.

Beispiel:

> *Frau L. ist bettlägrig. Sie spricht nicht mehr. Sie reagiert über Gestik. Es ist bekannt, dass Frau L. gerne Opernarien gehört hat. Sie besitzt noch immer eine große Plattensammlung mit verschieden Opern. Das Personal im Heim legt Frau L. täglich eine ihrer alten Platten auf, manchmal hört Frau L. mehrmals am Tag immer wieder die gleiche Musik.*

---

[37] Dürrmann 2003, S. 26

Würden die Pflegekräfte Frau L. längere Phasen beobachten, während die Musik spielt, könnten sie erkennen, dass Frau L. oft einen schmerzverzerrten Eindruck macht und nicht mit fröhlichem Gesichtsausdruck die Musik hört. Sicher hat sie früher auch nicht den ganzen Tag Opern gehört, sondern nur dann, wenn sie darauf Lust hatte. Jetzt kann sie leider nicht mehr äußern, wann sie diese Musik hören möchte und so muss der Betreuer eine Sensibilität dafür entwickeln, wann es für Frau L. sinnvoll sein könnte, diese Musik zu hören. Um dies zu erfahren, sollte er Frau L. beobachten, wie sie in den einzelnen Situationen reagiert. Wenn man keine eindeutige Zustimmung erkennen kann, ist es vielleicht besser die Musik auszustellen und an einem anderen Tag einen erneuten Versuch zu machen.

Medien spielen in der Betreuung von dementen Menschen eine große Rolle, da man mit ihnen Kontakte auf unterschiedliche Weise herstellen kann.

Dabei handelt es sich um den **Fernsehapparat, das Radio, die alte Schallplatte, mittlerweile durch CD und auch DVD ersetzt, aber auch um Zeitungen, Zeitschriften und Bücher.** Daneben spielen **Computer und auch Internet** eine wachsende Rolle. Für die jetzige ältere Generation haben sie allerdings noch nicht die zentrale Bedeutung gewonnen.

Das Fernsehen ist aus der heutigen Zeit überhaupt nicht mehr weg zu denken und bestimmt in hohem Maße das Freizeitverhalten. Gesendet wird rund um die Uhr. Irgendeine spektakuläre Sendung findet man meistens. Allerdings sollte man sich beim Einsetzen des Fernsehens fragen, welche Sendungen für demente Menschen geeignet sind und verstanden werden können. Von großer Bedeutung ist dabei das Stadium der Demenz der einzelnen Personen. In einem fortgeschrittenen Stadium kann man davon ausgehen, dass das Verfolgen einer Handlung nicht mehr möglich ist. Damit muss alles ausgeschlossen werden, wo Handlungsabläufe im Mittelpunkt stehen. Ebenso sollten alle neumodischen Fernsehtalk Sendungen, in denen sich Personen anschreien, ausgeschlossen sein. Man sollte sich im Klaren darüber sein, dass nicht verstandene Inhalte auch Angst einflößend wirken können.

Infrage kommen Sendungen, die leicht zu verfolgen sind. Dies sind oft Tiersendungen, Sportsendungen und Musiksendungen, die volkstümliche Melodien und altbekannte Interpreten präsentieren. Eventuell können ältere Musikfilme noch gezeigt werden, wenn sie vorwiegend auf Musik basieren und keine großen Handlungsabläufe verfolgt werden müssen. Dabei wird das Langzeitgedächtnis aktiviert. Erinnerungen an Musik und bekannte Darsteller werden geweckt. Es kommt

Freude auf, da man die Melodien mitsummen oder die Texte mitsingen kann, vielleicht erkennt man auch noch einige Schauspieler. Ein derart hoher „Wiedererkennungswert" hilft auch beim Aufbau des Selbstwertgefühls. Man erfährt in diesem Zusammenhang, dass man sich noch immer auf sein Langzeitgedächtnis verlassen kann und anderen noch viele Einzelheiten mitteilen kann.

Bei der Auswahl des Fernsehprogramms sollte man auf alte Gewohnheiten zurückgreifen. Sportbegeisterte, die sich immer gerne auf dem Laufenden gehalten haben, werden sicher auch jetzt gerne altbekannte Sendungen verfolgen, wie die „Sportschau" oder das „Sportstudio". Die moderne Technik bietet zudem die Möglichkeit, Sendungen zu speichern und aufzubewahren, so dass man jederzeit darauf zurückgreifen kann. Man ist also gar nicht so sehr auf das aktuelle Programm angewiesen. Man kann die Gestaltung des Fernsehprogramms selbst in die Hand nehmen. Bekannte Tagesabläufe, wie etwa das Sehen bestimmter regelmäßig wiederkehrender Sendungen im Fernsehen, können weiterhin praktiziert werden und stellen damit eine sinnvolle Strukturierung des Tages dar.

Wichtig in diesem Zusammenhang ist, dass man demente Menschen aufmerksam beobachtet und merkt, wann Sendungen nicht mehr wahrgenommen werden können oder zu welchem Zeitpunkt sie keinen Gefallen mehr finden. Sollte man dies beobachten, wäre es angebracht, die entsprechende Sendung abzuschalten. Solange Spaß an einer Sendung besteht, solange kann sie auch angesehen werden. Selbst, wenn eine Sendung zum wiederholten Male, aber noch immer mit Begeisterung angesehen wird, stellt dies eine sinnvolle Beschäftigung dar.

Das Radio genießt neben dem Fernseher noch immer einen hohen Stellenwert. Es hat neben der Bedeutung für die Musik besondere Bedeutung für das Hören von Nachrichten, Kommentaren und Sportsendungen. Viele Menschen nutzen darüber hinaus das Radio als Hintergrundkulisse. Oft läuft das Radio morgens nach dem Aufstehen, auf dem Weg zur und von der Arbeit, oder auch bei vielen Tätigkeiten im Haushalt. Radio hören ist auch für viele ein Medium, das ihren Alltag begleitete und damit kann es auch weiterhin bei der Betreuung von Dementen eine wichtige Funktion übernehmen. Selbst bei der Begleitung von schwer kranken und bettlägrigen Menschen kann das Radio ein Medium sein, um gezielt Sinnesreize zu setzen. Wichtig ist, dass man weiß, welche Radiosendungen der Einzelne gerne gehört hat, anderenfalls muss man über längere Zeit beobachten, welche Sendungen positiv wahrgenommen werden. Diese könnte man dann einerseits zur Strukturierung des Tages und auch zur gezielten Reizsetzung anbieten.

Neben Radio und Fernseher sind auch die alten Schallplatten, sowie die neueren CDs und DVDs, ein Medium zur individuellen Betreuung. Viele Melodien aus vergangenen Zeiten können aus der Alltagssituation entführen und Erinnerungen wecken. So stellen diese Medien in der Begleitung eines dementen Menschen einen unschätzbaren Wert dar. Mit ihrer Hilfe ist man jederzeit in der Lage, auf passende Musikstücke, alte Musikfilme oder andere leicht verständliche Filme zurückzugreifen. So lassen sich auch über diese Medien „Altertümer" finden, die große Freude bereiten können.

Zeitungen und Zeitschriften dürfen in diesem Zusammenhang nicht vergessen werden. Es ist jeden Tag schön, wenn man die Zeitung in Händen halten kann. Dabei geht es nicht darum, alle Artikel vollständig zu lesen und zu begreifen. Die Zeitung gehörte bei vielen Menschen einfach zum Alltag. Man las, was man interessant fand, diese Tradition kann man auch ohne weiteres beibehalten. Mit einer Zeitung kann man sich längere Zeit beschäftigen. Man kann beobachten, dass demente Menschen einzelne Worte wieder und wieder laut lesen, andere werden die Zeitung durchblättern. Jeder hat seine individuelle Art im Umgang mit diesem Medium. Themen aus der Zeitung können für ein Gespräch genutzt werden. Hierbei geht es nicht um politisch brisante Themen, sondern eher solche allgemeiner Natur. Lokale Themen bieten sich an, das Abschneiden des Fußballvereins oder auch das Wetter.

Zeitschriften und Illustrierte sollte man ebenfalls weiterhin lesen, wenn dies früher wichtig war. Bei dieser Lektüre gibt es noch immer geschlechtsspezifische Unterschiede. Frauen lesen eher die Illustrierten, die über Königshäuser und Filmsternchen informieren. Männer hingegen interessieren sich eher für Sport- und Autozeitschriften. Auf diese unterschiedlichen Interessen sollte man bei der Auswahl der Zeitschriften achten.

Manche Demente lesen die Zeitung nicht, sondern nutzen sie anderweitig. Vielleicht wird sie sorgfältig zusammengefaltet, vielleicht wird sie in kleine Streifen gerissen. Bei dieser Tätigkeit wird sich der Betreffende irgendetwas denken, was er unter Umständen nicht mehr mitteilen kann.

Beispiel:

> *Herr F. legt die einzelnen Zeitungsseiten nebeneinander und beginnt dann, eine nach der anderen in längliche Streifen zu reißen. Der Betreuer versucht ihm die Zeitung wegzunehmen. Herr F. versucht die Zeitung festzuhal-*

ten und reißt an den Seiten. Ärgerlich knüllt Herr F. die Zeitungsreste zusammen, wirft sie auf den Boden und schimpft. Der Betreuer erklärt ihm, dass die Zeitung noch andere lesen wollten. Dieser Vorgang wiederholt sich mehrere Tage. Nach einer Woche sitzt Herr F. teilnahmslos dabei.

Der Betreuer hat in diesem Beispiel Herrn F. in seiner Arbeit unterbrochen. Herr F. ist genervt, dass der Betreuer sich in seine Arbeit eingemischt hat. Der Betreuer hat Herrn F. vermittelt, dass er nicht machen kann, was er möchte und für sinnvoll hält. Herr F. erfährt, dass ein anderer ihm vorschreibt, was er zu tun hat, außerdem teilt der Betreuer Herrn F. auch noch mit, dass er seine Arbeit nicht für sinnvoll hält. Vielleicht hat Herr F. dies am folgenden Tag vergessen und er beginnt wieder die Zeitung sorgfältig in Streifen zu reißen. Der gleiche Betreuer nimmt ihm die Zeitung wieder weg. Macht Herr F. diese Erfahrung des Öfteren, wird er sich erinnern, dass dieser besagte Betreuer ihm nicht gut gesonnen ist und er wird ihn seine Ablehnung spüren lassen. Vielleicht macht er sogar anderen Menschen gegenüber deutlich, dass besagter Betreuer ein schlechter Mensch ist.

Deutlich wird in diesem Beispiel auch, dass man als Betreuer den dementen Menschen nicht kritisieren sollte. Aktivitäten, die ihn und andere nicht gefährden, sollten nicht von Betreuern unterbrochen werden. Besser wäre auch in diesem Fall in Form von Validation zu reagieren und Herrn F. zu bestätigen, dass er ein „gutes Händchen hat, die Streifen in gleicher Breite zu reißen, was den meisten Menschen so nicht gelingen würde."

Ein weiteres Medium stellen Bücher und Fotoalben dar. Gut geeignet sind Bildbände mit Themen aus der jeweiligen Lebensgeschichte. Mittlerweile gibt es sie zu fast jedem Thema. Während es sich früher vorwiegend um Bilder mit Landschaften, Tieren oder Kunstwerken handelte, befassen sich heutige Bildbände mit vielen Themen aus dem Alltag. So würde, zum Beispiel, für einen Friseur ein Bildband mit allerlei Frisuren für Unterhaltung sorgen, für einen Autofreund ein Oldtimer- Kalender, für einen Hobbygärtner ein Gartenbuch. Mit dem Medium Fachbuch kann man ein Gespräch beginnen, dabei ist es gleichgültig, ob sich ihr Gegenüber verbal verständlich äußern kann. Man kann auf etwas zeigen, kann ein Bild aussuchen. Darüber kann man in Kontakt miteinander treten. Man hört zu, versucht Empfindungen aufzunehmen und eigene Vorstellungen in das Gespräch mit einfließen zu lassen. Dabei ist die Beobachtung wichtigste Grundlage für das korrekte Wahrnehmen des Gesprächspartners. Möchte ein Dementer gerne selber erzählen, sollte man darauf

Rücksicht nehmen. Dies fällt oft schwer, wenn man sein Gegenüber als hilfebedürftig eingestuft hat. Man kann oft Stille nicht ertragen und wird dann wieder einmal das Heft in die Hand nehmen und dem Dementen damit die nötige Zeit, die er für seine Reaktion braucht, nehmen. Diese Aktivität des Begleiters kann schnell zum Rückzug treiben und damit auch Passivität fördern.

Neben den klassischen Bildbänden bieten Fotoalben eine besonders gute Möglichkeit, über das frühere Leben nachzudenken und Erinnerungen wachzurütteln. Es kann schön sein, die alten Werke durch zu sehen. Dabei kann Anschauen ohne Worte viel mehr bedeuten als langes Reden. Das Beobachten und Wahrnehmen der aufkommenden Gefühle sagt oft mehr aus als viele Worte. Und auch in diesem Zusammenhang ist eine wertschätzende Bemerkung oder das Verbalisieren der Gefühle für den dementen Menschen eine Form der Anerkennung.

Die genannten Medien sind eng miteinander verbunden und in der praktischen Anwendung bedeuten sie Erinnerung an ein Leben. Also könte man auch hier mit dem Begriff „Erinnerungspflege" operieren. Natürlich ist jede hauswirtschaftliche Tätigkeit auch Erinnerungspflege. Ebenso gilt dies für Musik, jede Musik, die man hört, weckt Erinnerungen. Und auch für den Bereich Medien kann der Begriff Erinnerungspflege angewandt werden. Man benutzt Medien, die in der Biografie von Menschen eine Bedeutung haben. Selbst eine moderne DVD, führt mit dem alten Film, den sie wiedergibt, in die Erinnerung zurück.

Basale Stimulation und Snoezelen sind weitere Begrifflichkeiten, die vor allem in der professionellen Arbeit eine Rolle spielen.

Im Folgenden soll zunächst auf den Begriff „Basale Stimulation" eingegangen werden, der vorwiegend in einem fortgeschrittenen Demenzstadium eine Rolle spielt. Basale Stimulation bedeutet, gezielt Reize zu setzen, um die Sinne anzuregen. Basale Stimulation kann als Körperstimulation, bei der Reize auf Körper und Haut gesetzt werden, als haptische Stimulation, das wäre zum Beispiel Tasten und Greifen nach Materialien, als vibratorische Stimulation, wie das in der Hand halten von vibrierenden Gegenständen, als orale Stimulation, wie beispielsweise das Schmecken von Süßem, als olfaktorische Stimulation, wie etwa das Riechen von Parfüm, als visuelle Stimulation, wie das Sehen und Erkennen eines Gegenstandes, als akustische Stimulation, wie beispielsweise das Hören von Musik, stattfinden.[38] Ermöglicht man diese Begegnungen, kann man erkennen, welche Sinnesreize ansprechen. Daraus lassen sich

---

[38] vgl. Flatz 2004, S. 46f

dann weitere Vorgehensweisen für den Umgang mit den Betroffenen ableiten.

Basale Stimulation erhält besondere Bedeutung in fortgeschritteneren Demenzstadien, oft sind dann nur noch wenige Regungen der betreffenden Personen erkennbar. Diese sind meist bettlägrig, können sich verbal kaum bis gar nicht mehr äußern, oft sind sie auch nicht mehr in der Lage, sich selbst zu bewegen. Sie sind also vollkommen auf die Hilfe anderer angewiesen. Es ist klar, dass in diesem Stadium die Körperpflege eine wichtige Rolle spielt, auch sie kann in Form von basaler Stimulation durchgeführt werden. Dabei wird darauf geachtet, das Waschen so durchzuführen, dass es beruhigend oder anregend wirken kann. Bei dieser Form der Waschung wird auf die unterschiedlichen Hautzonen und Hautreaktionen geachtet. Dabei spielt die Richtung, in der die Haut berührt wird, eine Rolle. So wäre die Streichung der Haut von der Schulter hinunter bis zur Hand beruhigend, während die Streichung in umgekehrter Richtung aktivierend wirkt. Wie die Körperpflege, so nehmen auch die Mahlzeiten in diesem Stadium eine besondere Rolle ein. Oft sind beide die einzigen Körperkontakte, die noch stattfinden. Unter Umständen fällt das Essen auch schon schwer, und in diesen Fällen wird oft auf Infusionen und Sondenernährung zurückgegriffen. Dann wird Schmecken und Riechen der Nahrung nicht mehr möglich sein. In diesem Sta-

dium erhalten Geschmackssinn und Geruchssinn nur noch wenig Reize. Also stellt sich in
diesem Zusammenhang die Frage, was kann
man Menschen, in einer derartigen Situation
überhaupt noch bieten. Hier setzt basale Stimulation an, die über gezielte Sinnesreize den
Alltag ein bisschen verschönern und strukturieren kann.

Menschen besitzen fünf lebenswichtige Sinne:
Das Sehen, das Hören, das Fühlen, das Riechen und das Schmecken. Diese Sinne bleiben überwiegend bis in den letzten Lebensabschnitt erhalten und bieten so einen Anhaltspunkt für den Umgang mit dieser körperlich stark eingeschränkten Klientel.

Man kann also davon ausgehen, dass selbst,
wenn einige dieser Sinne nicht mehr funktionieren, andere weiter existieren, die angesprochen werden können. Des weiteren muss
man sich bewusst machen, dass Menschen
auf Dauer nur Informationen wahrnehmen,
wenn ihre Sinne auf unterschiedliche Weise
gereizt werden. Gleichförmige Reize werden
langfristig nicht mehr wahrgenommen.[39] Und
so muss man für den bettlägrigen Menschen
ein Programm unterschiedlicher Reize zu-
sammenstellen, die Rücksicht auf seine individuelle Situation nehmen und an bekannte
Interessen anknüpfen.

---

[39] vgl. Flatz 2004, S. 45

Des weiteren geht es darum, sich bewusst zu machen, welche Sinne bei den Einzelnen im Endstadium einer Demenz noch intakt sind. Nach dieser Sondierung kann dann entschieden werden, welche Sinnesreize gesetzt werden können.

Um Sinnesreize gezielt anzubieten, ist es wichtig Einiges über die bisherigen Vorlieben und Abneigungen des Menschen mit Demenz zu wissen. Dies wird zur Grundlage für die zu treffenden Entscheidungen.

Weiß man beispielsweise, dass der Betroffene gut hören kann und früher gerne Schlager gehört hat, könnte die Wahl lauten, ihm zu einer bestimmten Tageszeit diese Musik für einen begrenzten Zeitraum vorzuspielen. Hier könnte man dann zwischen einer Radiosendung oder CDs mit der entsprechenden Musik wählen.

Musik kann bei der Basalen Stimulation vordergründig sowie auch im Hintergrund eingesetzt werden. Bei den gewählten Musikstücken handelt es sich im Allgemeinen um bekannte Melodien, die leise erklingen. Musik kann hier zum Beispiel den Kontakt zu einem Angehörigen untermalen oder zu gezeigten Bildern passen. Am besten geeignet sind hier Instrumentalstücke oder mentale Musik. Bei der mentalen Musik werden Naturklänge mit eingearbeitet. So hört man beispielsweise das Rauschen des Meeres oder das Singen der Vögel. Diese Musikart setzt einen akustischen

Sinnesreiz. Sie kann Gefühle erwecken. Auch in diesem Zusammenhang ist es wichtig, das Verhalten der Menschen mit Demenz genau zu beobachten. Hat man das Gefühl, das die gewählte Musik eine Anspannung auslöst, die sich weiter aufbaut, ist sie für den Betroffenen eher ungeeignet.

Man wird aber auch beobachten können, dass die Musik anfangs eine Anspannung auslösen kann, die später in Entspannung oder positives Wahrnehmen umschlägt. Dies lässt sich damit erklären, dass man anfangs das neue „Geräusch" noch nicht einordnen konnte. Ein Verhalten, das man auch an sich selbst beobachten kann. Man hat eine bestimmte Erwartungshaltung, wird diese nicht bedient, muss man sich umstellen. Dieser Umstellungsprozess funktioniert meist schnell und unbewusst.

Beispiel:

> *Sie schalten das Radio ein und erwarten eine bekannte Melodie, stattdessen hören sie einen neumodischen Werbeklang. Sie schrecken hoch, noch bevor sie abschalten, erkennen sie, dass es kurz vor Sendebeginn ihrer gewünschten Musiksendung ist. Die bekannte Musik erklingt, sie sind locker, entspannt und fröhlich.*

Solche Momente muss man natürlich Dementen auch zugestehen. Nicht immer wird man sofort wissen, was gerade geschieht, man braucht immer einige Momente der Orientierung.

Als eine Form der Basalen Stimulation soll gezielt gewählte Musik helfen Wohlbefinden aufzubauen. Sie hat die Aufgabe, die Menschen für etwas zu öffnen, sie soll den akustischen Reiz „Wohlfühlatmosphäre" vermitteln. Aus diesem Grund sollte sie etwas leicht Eingängiges haben. Man könnte also bekannte klassische Melodien wählen, die im Stile der Popmusik neu arrangiert worden sind, aber auch bekannte instrumentale Schlagermelodien, die leise und gleichmäßig klingen. Neben diesen bekannten Melodien kann Mentale Musik, die von häufig wiederholten Klängen und von Naturklängen bestimmt wird, auch eine angenehme Atmosphäre vermitteln. Naturklänge und Naturgeräusche stehen für Verbundenheit mit der Natur. Man kann durch sie in einen Trance-Zustand versetzt werden, man kann ein wenig abheben, kann loslassen, wegtauchen und entspannen. Diese Musik, die in das Unterbewusstsein eindringt, kann Anspannung lösen, sie kann wie eine „Entspannungspille" wirken. Sie kann aber auch das Gegenteil bewirken, indem sie an etwas Negatives erinnert. Man muss sich in der Betreuung von dementen Menschen immer darüber im Klaren sein, dass der demente

Mensch mit neuen unbekannten Situationen konfrontiert wird. Der Begleiter ist immer einen Schritt voraus, weil meistens er entscheidet, was unternommen werden soll und entsprechende Vorbereitungen getroffen hat.

Beispiel:

> *Frau Z. liegt im Bett. Die Pflegerin kommt ins Zimmer und dreht das Radio an. Frau Z. schreckt hoch. Einen kurzen Moment später summt sie die Radiomelodien mit.*

Hier wird deutlich, dass die demente Person völlig unvorbereitet in eine neue Situation gerät, sich aber schnell damit arrangieren kann, weil sie etwas Bekanntes erkennt. Idealerweise würde die Pflegerin zunächst Frau Z. leise ansprechen oder zart berühren und ihr mitteilen, dass sie gleich ihre Lieblingssendung im Radio einschaltet. So würde Frau Z. auf eine neue Situation vorbereitet.

Um einen Reiz zum Ansprechen des Sehsinns zu setzen, könnte man zum Beispiel die Lieblingssendung des dementen Menschen im Fernsehen einschalten und ihn so lagern, dass er das Bild sehen kann. Auch hier sollte man ihn zuvor behutsam auf die kommende Situation vorbereiten. Die Kontaktaufnahme geschieht über das ans Bett treten, den Körper leicht berühren an Schulter oder Hand um ihm danach verbal das Einschalten des Fernsehgeräts anzukündigen.

Ein besonderer Höhepunkt wird für die meisten Dementen der Kontakt zu einer vertrauten Person sein, die neben seinem Bett sitzt, ihm die Hand hält und ab und zu ein paar nette Worte zu ihm sagt. Dies wäre eine Form der basalen Stimulation, bei der das Sehen, das Hören und das Fühlen angesprochen, also drei verschiedene Sinnesreize gesetzt werden. Ist nicht mehr zu erkennen, dass Hören und Sehen funktionieren, bleiben Fühlen, Riechen und Schmecken, wobei das Fühlen wahrscheinlich am längsten erfahrbar ist. Den Geruchssinn kann man über Duftöle ansprechen. Dies wird am besten gelingen, wenn man aus der Biografie weiß, welche Düfte gern gerochen wurden. Besser noch als Duftöle sind bekannte Alltagsgerüche, etwa vom Kuchenbacken oder Kochen. Auch geliebtes Parfüm kann einen positiven Sinnesreiz setzen.

Um den Geschmackssinn anzuregen, kann man beispielsweise mit einem in Saft getränkten Stäbchen Lippen und Zunge befeuchten. Bei genauer Beobachtung wird man erkennen, welche dieser Sinnesreize als positiv erfahren werden.

Neben diesen einfachen Möglichkeiten können auch speziell angefertigte Materialien zur basalen Stimulation eingesetzt werden. So setzen Klangkissen, das sind Kopfkissen, in denen ein Verstärker eingebaut ist, der die Geräusche beziehungsweise Klänge direkt an Körper und Kopf weiterleitet, akustische und sensorische Sinnesreize. Hier hört und fühlt man die Musik. Klangwellen werden dem Körper vermittelt.

Ein weiterer sensorischer Reiz kann über Hautvibration vermittelt werden. Dabei handelt es sich um Impulse, die über spezielle Vibratoren, die eigens dafür entwickelt und konstruiert worden sind, verabreicht werden. Mit einem elektrischen Rasierapparat oder einem Massagegerät könnte man Ähnliches erreichen. Man stimuliert bestimmte Regionen des Körpers, indem die Geräte auf die Haut gesetzt werden. Hautstimulation kann man aber auch mit den eigenen Händen durchführen. Eine Streichung entlang des Körpers könnte dem Bettlägrigen die eigenen Körpergrenzen aufzeigen. Man würde am Kopf beginnen und seitwärts bis zu den Füssen den Körper mit der Hand nachzeichnen, so dass der bettlägrige Mensch seinen Körper erfahren kann. Viele dieser Menschen können Beine und Füße nicht mehr benutzen und verlieren so langsam auch das Körpergefühl für diese Region. Eine Handstreichung entlang des Körpers könnte ihnen so einen Eindruck über den eigenen Körper vermitteln. „Der Demenzerkrankte soll seine Haut wieder empfinden, um sich gegenüber der Umwelt als abgegrenzt zu erleben"[40].

Kontakt mit den Händen zu den bettlägrigen Menschen aufzunehmen, die selber nicht mehr in der Lage sind, sich zu bewegen, bedeutet oft ein Stück Verbundenheit, Nichtalleinsein und ist so von unschätzbarer Bedeutung. Dies vermittelt gerade den Menschen, die nichts mehr anfassen oder umarmen können, eine besondere Form der Zuwendung. Sie treten über den Körperkontakt in Beziehung zu einem anderen Menschen.

Neben der Basalen Stimulation wird des öfteren der Begriff des „Snoezelens" in der Betreuung von Schwerstkranken verwandt.

Der Begriff „Snoezelen" stammt aus dem Niederländischen und bedeutet so viel wie „Schnüffeln und Schlummern". Es handelt sich dabei um einen Fantasiebegriff. Entstanden ist dieser in der Arbeit mit Schwerstbehinderten, für die unterschiedliche Sinnesreize gesetzt werden sollten.

Im Mittelpunkt des Snoezelens steht ein sogenannter Snoezelprojektor. Es handelt sich dabei um einen Projektor, der mittels eines Effektrades eine Bildfolge an Wand oder Decke projiziert. Es läuft ein kleiner Film ab, bei dem sich die Bildfolge wiederholt. Die Geschwindigkeit der Bildfolge lässt sich regeln

---

[40] Grond 2009, S. 40

und auf die persönlichen Wahrnehmungsfähigkeiten des Einzelnen einstellen. So können bettlägrige Menschen sich an Zimmerdecke oder Wand die Bildmotive anschauen. Bei den Bildmotiven handelt es sich meist um Naturmotive. Man kann zum Beispiel die Wolken vorüberziehen sehen oder an einem Waldspaziergang durch die Jahreszeiten teilnehmen. Um die Aufmerksamkeit zu steigern, kann nach einigen Minuten die Richtung der Bildfolge gewechselt werden. Mit Hilfe dieses Reizes werden Gehirn und Sehen aktiviert.

Visuelle Effekte können neben den Snoezelprojektoren auch mit Diskokugeln erreicht werden, die entweder von der Sonne oder einer speziellen Lampe angestrahlt werden. Hier flutet Licht durchs Zimmer und lenkt so die Aufmerksamkeit auf sich. Oft besitzen die Diskokugeln einen Motor, der sie dreht. In der praktischen Anwendung reicht es oft aus, die Kugeln anzustrahlen und auf die Drehungen zu verzichten, da die sich bewegenden Lichtpunkte Unruhe vermitteln können. Bei der Anwendung dieses Mediums sollte man anwesend sein und sehr genau beobachten, ob diese Form der Sinnesreize positiv und entspannend aufgenommen wird. Nur dann ist es sinnvoll, eine Diskokugel zu benutzen. Das gleiche gilt für den Einsatz von Snoezelprojektoren. Geachtet werden muss beim Einsatz dieser Geräte auf die Geschwindigkeit, mit der die Bildfolge abläuft. Schnell wechselnde Effekte führen zu innerer Unruhe, da man sie nicht eindeutig wahrnehmen und zuordnen kann. Wie schon in anderen Kapiteln erwähnt, brauchen demente Menschen oft mehr Zeit für ihre Wahrnehmungen. Das Snoezelen ist auch eine Form der Basalen Stimulation, die visuelle Reize setzt.

Basale Stimulation erfährt man sein Leben lang, dafür bedarf es keine besonderen Werkzeuge. Man erfährt in unterschiedlichsten Situationen Reize auf den eigenen Körper. Das kann Straßenverkehr sein, der Besuch eines Konzertes, das in den Arm nehmen des geliebten Partners. Unser Alltag ist voller Sinnesreize, die wir nicht mehr bewusst wahrnehmen. In der Betreuung von Dementen sollen solche Reize bewusst gesetzt werden. Oft empfiehlt es sich, auf bekannte Geräusche, Gerüche, Gesten und Bilder zurückzugreifen, weil damit Erinnerungen verbunden sind. In diesem Sinne kann das Händchenhalten, sowie das ab und zu in den Arm nehmen die optimale Betreuung sein. Mit diesen Gesten verbindet der Betroffene etwas. Er nimmt den Körperkontakt als direkte Zuwendung wahr, er erkennt die Person am Gang, an der Stimme, am Geruch.

Oft ist es aber so, dass man als Angehöriger denkt, dies sei zu wenig. Und so entsteht schnell eine „Überversorgungs- Tendenz". Man bietet unter Umständen Reize an, die der

Betreute nicht kennt und vielleicht auch nicht mag und man erkennt die Abneigung nicht.

Beispiel:

> Um ihrem Mann etwas Besonderes zu bieten, kauft Frau H. regelmäßig Süßigkeiten und reicht sie mehrmals am Tag ihrem Mann an. Nach einiger Zeit öffnet Herr H. den Mund nicht mehr und sagt damit, es ist genug.
> Frau H. ist aber der Meinung, dass sie zu wenig angereicht hat und versucht es weiter. Am nächsten Tag bringt sie eine andere Leckerei mit, weil sie hofft, dass sie damit mehr Erfolg hat. Sie macht die Erfahrung, dass ihr Mann nach wenigen Bissen den Mund nicht mehr öffnet.

Wird man die gleiche Reaktion wieder erfahren, ist es schwer zu akzeptieren, dass Alles, was man liebevoll ausgesucht hat, nicht positiv angenommen wird. Als Angehöriger macht man sich weitere Gedanken, was man eventuell noch versuchen kann. Dabei wird die Reaktion des dementen Menschen nicht im Fokus stehen, sondern das, was man als Begleiter oder Betreuer wahrgenommen hat beziehungsweise wie man die Reaktion interpretiert hat. Frau H. möchte ihrem Mann optimale Zuwendung gewähren und merkt nicht, dass dieser diese Form momentan ablehnt. Also wäre es vielleicht besser, in der nächsten Zeit die Zuwendung über einen anderen Sinnesreiz zu wählen.

Basale Stimulation kann als eine besondere Form der Zuwendung verstanden werden, deren Basis alles sein kann, was auf irgendeine Weise Sinne reizt. In der professionellen Betreuung werden oft Materialien benutzt, die eigens dafür hergestellt werden. Diese sind allerdings nicht unbedingt dafür erforderlich.

Das Wichtigste ist auch bei diesem Thema wieder die Beobachtung des Einzelnen. Auch Menschen in einem fortgeschrittenen Demenzstadium geben Informationen über ihr Befinden. Bei genauem Hinsehen wird man bemerken, was der eine oder die andere als entspannend oder aufregend empfindet oder auch ablehnt.

Abschließend soll darauf hingewiesen werden, dass einige dieser Techniken auch bei nicht Bettlägrigen eingesetzt werden können. Viele, die den Tag noch in Gesellschaft mit anderen Menschen verbringen können, vielleicht im Rollstuhl sitzen müssen, haben oft noch einen „Erforschungsdrang" und versuchen, Dinge aus ihrer unmittelbaren Umgebung zu ertasten und zu spüren. Für diese Tätigkeit können Materialien aus dem Alltag eine große Bereicherung sein, da man mit ihnen etwas „anfangen" kann. Oft können demente Menschen sich über längere Zeit mit diesen Gegenständen beschäftigen. Auch hier wäre es falsch, wenn man ihnen „ihre Dinge" aus der Hand nehmen würde, weil man einen falschen Umgang erkennt.

Beispiel:

> *Frau A nimmt die Blumen aus der Vase, zerpflückt sie und gießt das Blumenwasser in ihre Kaffeetasse und wieder zurück. Dieser Vorgang wiederholt sich über einen längeren Zeitraum.*

In diesem Beispiel geht es nicht darum, Frau A. die Vase und die Kaffeetasse aus der Hand zu nehmen oder sie sonst in irgendeiner Weise zu stoppen, man sollte bewundern, wie geschickt sie das Wasser zum Beispiel umgießen kann.

Frau A. erkundet und entdeckt gerade etwas. Bei dieser Tätigkeit wird eine aktive Handlung und ein Denkprozess in Gang gesetzt. Hier entstehen Selbstvertrauen und Selbstwertgefühl. Unterbindet man all diese scheinbar „sinnlosen" Aktivitäten, sieht man bald einen Menschen, der sich nichts mehr zutraut und immer inaktiver und passiver wird. Auch hier findet basale Stimulation statt. Hier werden Gegenstände erfasst und Tätigkeiten ausgeführt, ein haptiler (der Umgang mit Material), ein akustischer (das Geräusch, was beim

Umschütten entsteht) und auch ein visueller Sinnesreiz (das Zusehen) finden statt. Abschließend kann man auch hier festhalten, dass diese Arbeit Betreuer und Begleiter braucht, die jeden Einzelnen „ernst nehmen, ihn beobachten und ihn unterstützen, die sich verbal und nonverbal auf ihn einlassen, wenn sie gebraucht werden und sich zurückziehen, wenn sie überflüssig oder gar störend sind."[41]

---

[41] Löding 2004, S. 45

6. Betreuung in stationären Einrichtungen

In stationären Einrichtungen ist Demenz kein Fremdwort, man besitzt professionelle Konzepte zur Pflege und Betreuung dieses Personenkreises. Eine Schwierigkeit stellt die Umsetzung des Konzepts in die Alltagspraxis dar. Theorie und Praxis stehen leider noch oft nicht im Einklang. Im Folgenden wird auf die professionelle Pflege und Betreuung in stationären Einrichtungen eingegangen. Dabei werden Anforderungen an das Personal im Umgang mit dementen Personen dargestellt und anhand von Beispielen Möglichkeiten des gemeinsamen Handelns erörtert. Begrifflichkeiten, wie Biografie, Tagesstrukturierung, Gruppenbetreuung und Einzelbetreuung werden vorgestellt und diskutiert.

Mittlerweile ist es für alle stationären Pflegeeinrichtungen verpflichtend, ein Konzept zu haben, welches von äußeren Instanzen wie Heimaufsicht und Medizinischem Dienst der Krankenkassen (MDK) gefordert und überprüft wird. Viele Einrichtungen schreiben die Konzepte selbst und so fließt ihr Fachwissen aus der Praxis mit ein. Das heißt, ihre Konzepte sind auf die zu betreuenden Personengruppen abgestimmt. Inhalte werden von Mitarbeitern, die die Praxis wenigstens ansatzweise, teilweise aber auch sehr genau kennen, mit eingebracht. Damit ist sichergestellt, dass sich die Konzepte auch in der Praxis umsetzen lassen. Natürlich gibt es auch Einrichtungen, die sich Konzepte von Außenstehenden erstellen lassen, hier könnte allerdings die Übertragbarkeit in die Praxis angezweifelt werden.

Denn es ist sicher so, dass derjenige, der sein Arbeitskonzept selbst erstellt hat, dieses auch in der Praxis besser umsetzen kann. Konzepte, die von externen Kräften erstellt werden, sind niemals so realistisch und praxisnah wie diejenigen, die man selbst erarbeitet hat.

Gute Einrichtungen überarbeiten ihre Konzepte regelmäßig, so dass immer auch aktuelle Entwicklungen aufgenommen werden können. Einrichtungen, die sich schwerpunktmäßig auf gerontopsychiatrische Bereiche festgelegt haben, haben erlebt, dass sich ihr Klientel in den letzten zwanzig Jahren stark verändert hat. Während es noch in 1980er Jahren meist Menschen waren, bei denen eine Demenz im Anfangsstadium diagnostiziert wurde, sind es heute Menschen mit einer weit fortgeschrittenen Demenz.

Die Konzepte in den 1980er Jahren zielten daher auf eine Personengruppe, die sich im Alltag von Menschen, bei denen keine Demenz festgestellt wurde, kaum unterschied. Sie waren körperlich und geistig noch sehr mobil. Sie unterschieden sich hauptsächlich durch ihre Gedächtnisleistungen. Sie vergaßen Aktuelles und konnten sich nichts merken, man konnte mit ihnen keine Absprachen treffen. Sie waren aber durchaus in der Lage, die Aufgaben des Alltags mit wenig Anleitung und Motivation noch selbst zu erledigen. Ohne genaueres Hinsehen fiel nicht auf, dass es sich um einen Menschen mit einer Demenz handelte. So beinhalteten die damaligen Konzepte regelmäßige, gute Körperpflege und Freizeitgestaltung mit bekannten Hobbys, die aus der Biografie stammten.

Man versuchte allerdings diesem Personenkreis auch Dinge aufzudrängen, die diese Menschen selber nicht machen wollten. So war es unabdingbar, dass jeder jeden Tag seinen Körper komplett waschen musste und dass die Kleidung regelmäßig gewechselt werden musste. Dies ist mittlerweile nicht mehr die Regel. Man nimmt Rücksicht auf den Einzelnen und akzeptiert seinen Willen. Wenn sich jemand nicht mehr täglich von Kopf bis Fuß waschen möchte, gesteht man ihm dies zu. Dennoch wird in stationären Einrichtungen der Schwerpunkt immer noch auf körperliche Pflege gelegt. „Dabei wird nur zu leicht vergessen, dass die hochbetagten Menschen neben ihren körperlichen Bedürfnissen grundlegende psychosoziale Bedürfnisse besitzen, deren Befriedigung mindestens ebenso wichtig, wenn nicht in vielen Belangen oft viel wichtiger ist als körperliche Bedürfnisbefriedigung."[42]

---

[42] Scharb 1999, S. 46

Bei der Betreuung galt es damals, Handarbeiten anzufertigen, zu basteln, zu singen und das Gedächtnis mit bestimmten Übungen (z. B. Realitätsorientierungstraining/ROT) zu trainieren. Vieles davon machte auch den Menschen mit Demenz Spaß und setzte an ihren Kenntnissen, Wünschen und Vorstellungen an.

Im Verlaufe der letzten zwanzig Jahre zog dieser Personenkreis immer seltener in eine stationäre Einrichtung ein. Menschen mit einer Demenz im Anfangsstadium werden jetzt zunehmend im familiären Umfeld betreut. In eine stationäre Einrichtung ziehen heute meist Menschen mit einer Demenz in einem späten Stadium ein. Das heißt, dass sie nicht mehr in der Lage sind, zu basteln oder Gedächtnistraining im Sinne von ROT zu machen. Demzufolge muss sich die Arbeit mit ihnen mittlerweile an anderen Maßstäben orientieren.

In der Praxis haben daher die heutigen Konzepte ganz andere Ziele. Schlagworte sind heute zum Beispiel „Biografie orientiertes Arbeiten, Erinnerungspflege sowie Kurzaktivitäten". Es handelt sich dabei um Begriffe, die von außen vorgegeben werden und die ein Muss darstellen, wenn man auf aktuellem Stand sein will. Sie finden sich in den meisten Konzepten auch wieder. Die Inhalte, die hinter diesen Begrifflichkeiten stehen, orientieren sich stark an den Fähigkeiten, die in einem späten Demenzstadium noch vorhanden sind.

Wie bereits angemerkt, leben in stationären Einrichtungen mittlerweile vorwiegend Menschen mit einer fortgeschrittenen Demenz. Die hier zusammenlebenden Personen haben oft verschiedene Demenzen, die sich in unterschiedlichen Symptomen manifestieren. Ebenso verschieden sind auch die jeweiligen Demenzstadien, in denen sich die Einzelnen befinden. Das heißt aber auch, dass viele schon lange mit dieser gesundheitlichen Veränderung alleine zu Hause oder in einem Familienverband gelebt haben. Und so bringen alle ihre persönliche Lebensgeschichte, ihre ganz individuellen Erfahrungen mit. Diese Informationen werden Fremde, das heißt Pflege-und Betreuungspersonal kaum erhalten. Man könnte vielleicht an manchen Reaktionen erahnen, welche Erfahrungen dahinterstehen könnten. Viele Verhaltensweisen wird man aber auch nicht deuten können. Gemeinsam ist ihnen allen, dass sie nie vorhatten, in ein Heim zu ziehen und dass sie auch jetzt die Notwendigkeit dafür nicht erkennen. Familienangehörigen glaubt ein dementer Mensch nicht, dass er sein Leben nicht mehr alleine regeln kann. Die einzige Autorität in dieser Situation ist der Arzt. Ihm glaubt man noch am ehesten. Aber die ablehnende Haltung gegenüber dem Einzug in eine stationäre Einrichtung behalten Menschen mit Demenz im Allgemeinen bei.

Da Angehörige vor dem Schritt, ihren Verwandten in eine stationäre Einrichtung zu geben, sowohl Angst wie ein schlechtes Gewissen haben, fällt ihnen diese Entscheidung recht schwer. Und oft ist der erste Schritt dann die Anmeldung für eine begrenzte kurze Zeit, die sogenannte Kurzzeitpflege. Für viele Angehörige ist dies eine erste Lösung. Viele hoffen, dass sich ihr Familienmitglied gut einlebt und man die Diskussion über einen endgültigen Einzug ins Heim damit vermeiden kann. Dem dementen Angehörigen wird mitgeteilt, dass es sich um eine vorübergehende Maßnahme handelt. Manchmal wird er sogar im Glauben gelassen, dass dies eine Urlaubs- oder Rehabilitationsmaßnahme sei, die der Arzt angeordnet hat. Da die Betroffenen schnell vergessen haben, warum sie sich gerade an diesem Ort befinden, werden diese Erklärungen häufig wiederholt.

Damit ist eine Hauptschwierigkeit angesprochen, mit der stationäre Einrichtungen zu kämpfen haben. Dem Pflege- und Betreuungspersonal wird meist schon zum Zeitpunkt des Einzugs mitgeteilt, dass es sich wahrscheinlich um eine endgültige Lösung handelt. Der Demente ist jetzt der Einzige, der im Unklaren gelassen wird. Für Angehörige scheint es leichter zu sein, mit dieser Notlüge zu leben. Für das Heim aber bedeutet diese Situation einen permanenten Spagat zwischen Wissen und Notlüge. Immer muss das Personal genau überlegen, was es sagt, um den Angehörigen und auch den neuen Mitbewohner nicht in Schwierigkeiten zu bringen.

Hier sei auch darauf hingewiesen, dass die Betroffenen, die oft Aktuelles nicht behalten können, deutlich merken, wenn mit verdeckten Karten gespielt wird. Selbst, wenn sie vieles vergessen und sich auch nicht immer adäquat verbal ausdrücken können, so reagieren sie doch sehr sensibel und erkennen die Gefühle ihrer Mitmenschen. Und so merken sie rasch, wenn Gefühlslage und Sprache der Angehörigen nicht zusammenpassen. Sie werden sogar merken, dass das Personal keine eindeutigen Begriffe wählt. Ihre sensible Wahrnehmung vermittelt ihnen, dass etwas nicht in Ordnung ist. Vielleicht teilen sie in dieser Situation mit, dass sie sich nicht wohl fühlen und versuchen beim nächsten Besuch der Angehörigen wieder mit nach Hause zu gehen; und schon entsteht ein erster Konflikt.

Bei den Angehörigen wächst das schlechte Gewissen. Man fühlt sich unwohl bei dem Gedanken, versagt zu haben. Denn die Abgabe ins Heim bedeutet für viele eine persönliche Unzulänglichkeit. Man ist nicht stark und gesund genug, um den Anforderungen der Betreuung des Familienangehörigen standzuhalten. Beim Besuch in der stationären Einrichtung erfährt man darüber hinaus noch, dass sich die Betreuung, die man bisher geleistet hat, verändert hat. Grund dafür ist oft, dass diese Einrichtungen versuchen, die Selbständigkeit des Einzelnen zu fördern und möglichst lange zu erhalten. Dies führt zu unterschiedlichen Reaktionen bei den Angehörigen. Manche ziehen sich komplett zurück und tauchen nur selten oder auch gar nicht mehr auf. Andere können nicht loslassen, sind ständig anwesend und reagieren dabei unterschiedlich. Einige mischen sich überall ein, man kann ihnen nichts recht machen, außerdem stellen sie die professionelle Betreuung in Frage. Klassisches Beispiel wäre, dass Angehörige zu Hause immer das Essen angereicht haben und nun sehen müssen, dass Pflegekräfte auffordern, alleine zu essen. In manchen Fällen führt dies dazu, dass Angehörige rechtzeitig zu den Mahlzeiten erscheinen und ihrem Familienmitglied diese Aufgabe wieder abnehmen. Und so die professionellen Vorgaben in Frage stellen.

Andere reagieren zurückhaltender. Manche Angehörige verlegen gar ihr eigenes Leben ins Heim. Sie gehören mit zum Alltag. Hier ist die Verständigung zwischen Pflegepersonal und Angehörigem häufig sehr intim, Probleme lassen sich dann eventuell leichter lösen. Aber auch hier kann es durchaus sein, dass Angehörige nicht alles teilen, was ihnen vermittelt wird. So wird man oft Kompromisse mit Angehörigen eingehen müssen.

Diese grobe Skizze einiger möglicher Reaktionen lässt deutlich werden, dass es für die

Pflegekräfte eine ständige Herausforderung bedeutet, sich mit den eigenen und den Ansprüchen der Angehörigen auseinanderzusetzen und diese miteinander in Einklang zu bringen und dabei natürlich das Wohl der zu Pflegenden immer im Auge zu behalten.

Dafür ist das Wissen um die einzelne Lebensgeschichte allerdings auch ein nicht zu vernachlässigender Punkt. Seine Lebensgeschichte oder auch Biografie prägt den einzelnen Menschen. Sie ist verantwortlich für die Entwicklung seiner Persönlichkeit. Alle Erlebnisse und Erfahrungen in einem Leben setzen Reaktionen in Gang, festigen Verhaltensweisen und bestimmen mit über die persönlichen Eigenschaften. Das Verhalten einer Person wird also durch den individuellen Lebensprozess bestimmt. „Die Höhen und Tiefen eines langen Lebens haben den Kranken geprägt und bestimmen jetzt sein Verhalten, seine Gewohnheiten, Vorlieben und Empfindlichkeiten."[43] Je mehr man also von einer Person weiß, umso besser kann man sich in ihre Lage versetzen und umso besser versteht man ihr Handeln.

Kommt man also mit einem dementen Menschen zusammen, ist es von großer Bedeutung, etwas über seine Lebensgeschichte zu erfahren, um Anknüpfungspunkte für die erste Kontaktaufnahme zu haben. Je detaillierter

---

[43] Flatz 2004, S. 31

die Informationen über eine Person sind, desto leichter wird es fallen, Gesprächsthemen zu finden, die einen Zugang zu ihr ermöglichen.

Wichtig ist die Biografie ferner, weil viele der heute zu Betreuenden erst in einem späten Stadium der Demenz ins Heim ziehen und selbst nicht mehr in der Lage sind, wichtige Informationen mitzuteilen. Manche können sich gar nicht mehr verständlich äußern. Und so wird es für einen Fremden schwierig Kontakt aufzunehmen. Erschwerend kommt hinzu, dass der demente Mensch wahrnimmt, dass das Pflege- und Betreuungspersonal etwas von ihm will. Er muss erfahren, dass Fremde ihn pflegen wollen. Er macht die Erfahrung, dass man sich in seine intimsten Bereiche einmischt, indem man beispielsweise über seine Körperpflege bestimmt. Um nicht direkt auf Abwehr und Konfrontation zu stoßen, ist es gut, einige Informationen über den zu Pflegenden zu haben. Hier helfen biografische Daten: „Biografie ist oftmals der Schlüssel zu noch vorhandenen Fähigkeiten, die es bewusst zu fordern gilt, um sie noch möglichst lange zu erhalten."[44] Kennt man Pflegegewohnheiten und noch vorhandene Fähigkeiten, ist es sinnvoll, diese bei der Körperpflege zu berücksichtigen. In diesem Fall wirkt die Einmischung in die Privatsphäre weniger bedrohlich.

---

[44] ebd., S. 31

Deshalb versuchen stationäre Einrichtungen, direkt beim Einzug beziehungsweise unverzüglich danach möglichst viele Daten über die zu Pflegenden zu sammeln. Dies geschieht über Gespräche mit Angehörigen und Bezugspersonen.

Gelingt es nicht, auf diesem Wege Informationen zu erhalten, muss man versuchen, mit den Betroffenen Gespräche zu führen und sie genau zu beobachten. Dabei sind die Erfahrungen der verschiedenen Berufsgruppen in den stationären Einrichtungen von zentraler Bedeutung. Denn alle werden die zu pflegende Person in verschiedenen Situationen und Zusammenhängen erleben. Die Zusammensetzung dieses Puzzles ergibt ein erstes Bild über den neuen Mitbewohner. Im Verlauf der Zeit entsteht ein immer detaillierteres Bild über die Persönlichkeit. Diese Informationen werden in einen Biografiebogen aufgenommen und so entsteht langfristig ein recht umfangreiches Bild über den Einzelnen.

Über genaue Beobachtung gelingt es zudem, den einzelnen Menschen besser kennenzulernen, selbst dann, wenn man keine Informationen aus früheren Jahren erhalten kann. Andererseits sind diese Beobachtungen auch bei den Personen wichtig, über die es bereits viele Anhaltspunkte aus der Lebensgeschichte gibt. Auf Grund aktueller Beobachtungen kann man darüber hinaus erkennen, welche früheren Gewohnheiten sich geändert haben. Ein alltägliches Beispiel sind die Essgewohnheiten. Bei genauer Beobachtung stellt man in der Praxis oft fest, dass jemand die früheren Lieblingsspeisen mittlerweile ablehnt.

Beispiel:

> *Frau H. zieht ins Pflegeheim. Ihre Tochter hat einen Biografiebogen ausgefüllt und darin mitgeteilt, ihre Mutter esse am liebsten süße Speisen. Zu Hause bekam Frau H. täglich morgens und abends einen Teller Milchsuppe. Die Suppe reichte die Tochter der Mutter an.*
>
> *Frau H. sitzt seit einer Woche morgens und abends vor der Milchsuppe und nippt ab und zu daran. Wenn die Pflegerin versucht, ihr das Essen anzureichen, schließt Frau H. den Mund.*

Frau H. hat zu Hause immer ihre Suppe gegessen. Diese Information hat ihre Tochter mitgeteilt. Die Situation in dem Pflegeheim wird Frau H. anders wahrnehmen. Ihr ist bewusst, dass dies nicht ihr gewohnter Ort ist, an dem sie früher ihre Mahlzeiten eingenommen hat, auch die Personen sind andere. Frau H. sitzt im Pflegeheim mit drei anderen Bewohnern am Tisch, sie ist die Einzige, die immer Milchsuppen bekommt. Die Anderen essen hin und wieder mal eine Milchsuppe. Es könnte also sein, dass Frau H. Appetit auf die anderen Speisen bekommen hat, die sie sieht. Frau H. kann leider nicht mehr äußern, warum sie nichts isst. Dieses Beispiel macht deutlich, dass es wichtig ist, Frau H. jetzt andere Speisen anzubieten, um zu erfahren, ob Frau H. etwas anderes bevorzugt oder ob sie keinen Hunger hat. Vielleicht hat sie die Milchsuppe zu Hause gegessen, weil die Tochter sehr resolut war und Frau H. die Auseinandersetzung scheute, vielleicht schmeckte die Suppe zu Hause besser. Es gibt verschiedene Gründe für das Verhalten von Frau H.. Da Frau H. die Gründe nicht mehr verbal äußern kann, bleibt hier nur „das Ausprobieren" und die Beobachtung, um an die notwendige Information zu kommen.

Wie kommt man aber an Informationen, wenn jemand keine Auskunft mehr geben kann und es auch keine Angehörigen gibt, die man befragen kann? Irgendwelche Informationen über einen Menschen, der sich verbal nicht mehr mitteilen kann, gibt es fast immer. In Ausweisen sind bestimmte Daten enthalten. So könnte der Geburtsort oder auch der letzte Wohnort ein Anknüpfungspunkt zur Kontaktaufnahme sein. Man könnte beispielsweise ein Bild der Geburtsstadt zeigen, die Reaktion abwarten und dann etwas zu dem Bild sagen. Und auf die Folgereaktion warten. Selbst, wenn der Betreffende nichts sagt, wird er eine Reaktion zeigen. Ein Lächeln oder das Berühren des Bildes mit dem Finger geben seine Stimmung wieder. In diesem Fall handelt es sich um eine positive Reaktion. Man könnte daraus schließen, dass er Freude hatte, dieses Bild zu sehen. Beim Erklären des Bildes sollte ebenfalls genau auf die Reaktionen geachtet werden, um sie ihm zurück zu spiegeln, am besten über die Methode der Validation.

Man kann einen solchen Vorgang durchaus mehrmals wiederholen, wenn es keine eindeutig ablehnende Reaktion gegeben hat. Oft reagieren Menschen mit Demenz nicht sofort, weil sie vielleicht mit ganz anderen Dingen beschäftigt sind, die ein Außenstehender nicht wahrnehmen kann.

Ein weiteres wichtiges Medium, um an Informationen zu kommen, ist Musik. Da man das Geburtsdatum weiß, kann man recherchieren, welche Musik während der Kindheit, Jugend und im frühen Erwachsenenalter gespielt wurde. Ähnlich, wie mit dem Bild seiner Geburtsstadt, könnte man ihm verschiedene Musikstücke vorspielen und seine Reaktionen abwarten. Seine Gestik gibt Aufschluss darüber, ob er Musik mag und auch darüber, welche Musik er bevorzugt.

Aus der Kenntnis von Geburtsdatum und Geburtsort kann man weitere Anhaltspunkte ableiten. So kann man in Erfahrung bringen, was historisch und gesellschaftlich in dieser Zeit und in dieser Region passiert ist. Politische Ereignisse und regionale Besonderheiten geben zusätzliche Informationen, die das Leben eines Menschen mit geprägt haben könnten. Auch diese Informationen sind wertvoll für die Betreuung.

In dieser kleinen Erörterung wird deutlich, dass auch der professionelle Betreuer kein Patentrezept besitzt, um sofort den richtigen Kontakt herzustellen. Er muss über großes Fach- und Allgemeinwissen verfügen, um an Informationen zu kommen, die für den Umgang mit einem dementen Menschen wichtig sind. Und er braucht Empathie und Sensibilität für den Einzelnen. Darüber hinaus viel Geduld und Zeit, um diesem Personenkreis gerecht zu werden. Deutlich wird hier auch, dass die Pflege und Betreuung dieser Menschen ein ständiger Prozess mit sich ändernden Variablen ist. Man kann nicht davon ausgehen, dass einmal gewonnene Einsichten nun eindeutige Hinweise geben, wie das weitere Leben verlaufen kann. Sie sind lediglich ein Teil der Biografie, andere Eigenschaften, die die Persönlichkeit ausmachen, hat man vielleicht noch nicht in Erfahrung bringen können. Je mehr Informationen man über eine Person gewonnen hat, umso besser rundet sich das Bild über diesen Menschen ab. Es wird nie vollständig und deshalb ist es wichtig, Menschen nicht abschließend zu beurteilen. Jeder hat gute und weniger gute Seiten, was als gut oder schlecht bezeichnet wird, ist immer eine subjektive Einschätzung.

Pflege- und Betreuungskräfte einer stationären Einrichtung müssen sich dessen bewusst sein und sollten versuchen, die guten Seiten eines Menschen zu entdecken, selbst wenn dessen „schlechte Seiten" deutlicher hervorstechen. Dies ist eine große Herausforderung, die deutlich macht, dass objektives Handeln im Vordergrund stehen sollte. Zuneigung und Abneigung gegenüber einem Menschen, den man pflegen muss, müssen bewusst unter Kontrolle gehalten werden.

Die Lebensgeschichte eines Menschen endet nicht mit dem Einzug ins Heim. Hier beginnt ein neuer Lebensabschnitt dieser Biografie. Und das Personal gehört nun auch zur Lebensgeschichte eines Menschen. Hier entstehen neue Beziehungen und Interaktionen. Dies muss in der Pflege und Betreuung ebenso berücksichtigt werden.

Ein Heimalltag hat Auswirkungen auf die dort lebenden Menschen. Auch zwischen den Bewohnern entstehen Interaktionen, die sich auf das Verhalten des Einzelnen auswirken. So können vielleicht bisher unbekannte Verhaltensweisen auftreten, die Angehörige zu Hause nie beobachtet haben.

Sicher ist, dass demente Menschen ähnliche Reaktionen zeigen wie Menschen ohne Demenz. Deshalb kann es für professionell Pflegende und Betreuende eine Hilfe sein, sich in die Situation einer dementen Person zu versetzen und zu überlegen, wie man selber in der aktuellen Situation reagieren würde. Dies kann unter Umständen zum besseren Verständnis beitragen.

Menschen mit Demenz reagieren stark auf der Gefühlsebene und so nehmen sie etwa Stress und Hektik in den Tagesabläufen deutlich wahr. Sie können sich im Unterschied zu den Pflegern vielleicht nicht erklären, warum so eine hektische Arbeitsatmosphäre existiert. Sie werden aber auch in dieser Situation genau wahrnehmen, welche Pflegekräfte sich ihnen noch zuwenden und welche nicht. Solche Eindrücke setzen sich oft fest. Demente Menschen werden dann in einer ähnlichen Situation die Mitarbeiter ansprechen, die sie als positiv reagierend in Erinnerung haben. So entstehen Beziehungen, die für das spätere Miteinander große Bedeutung haben und deshalb für die Biografie nicht zu unterschätzen sind. „Eine humane Pflege erfordert geradezu, sich auch emotional auf den zu Pflegenden einzulassen."[45] Dies gelingt umso besser, je mehr ich mit Familienverhältnissen und der Lebensgeschichte des zu Betreuenden vertraut bin.[46] Hien spricht hier von einer emotionalen Professionalität, die man mit einem Drahtseilakt vergleichen kann.[47]

---

[45] Hien 2009, S. 56

[46] vgl. ebd., S. 56

[47] vgl. ebd., S. 56

Die Biografie gewinnt immer mehr Bedeutung, je weiter die Demenz voranschreitet. Im späten Stadium, wenn Betroffene nur noch im Bett liegen und sich verbal nicht mehr verständlich äußern können, ist es ein unschätzbarer Wert, wenn ein Biografiebogen einige Eckpunkte gespeichert hat, die eine individuelle Pflege und Betreuung wenigstens in Ansätzen möglich machen.

Beispielsweise wäre es jetzt möglich, einem Menschen mit Demenz noch regelmäßig Lieblingsfernsehsendungen oder Lieblingsmusik für einen bestimmten begrenzten Zeitraum anzustellen. Der Begriff „bestimmter Zeitraum" wurde bewusst gewählt, weil es nicht darum gehen kann, jemanden stundenlang mit Fernsehen oder Radio zu konfrontieren. Jeder braucht Zeiten der Ruhe und des Rückzugs. Die Kunst besteht darin, die Reize gezielt zu setzen, um eine Strukturierung des Tages vorzunehmen und damit dem Menschen mit Demenz verschiedene Wahrnehmungen zu ermöglichen.

Die Biografieerhebung und ihre Fortschreibung stellt im Umgang mit einem von Demenz betroffenen Menschen ein unverzichtbares Hilfsmittel in der Pflege und Betreuung dar. Es sei aber auch kurz angemerkt, dass in Biografiebögen, wie sie in stationären Einrichtungen angewandt werden, sehr sensible Daten erfasst werden, die mitunter schon vor dem

Kennenlernen Vorurteile entstehen lassen können.

Beispiel:

> *Die Tochter von Herrn Z. hat in dem Biografiebogen mitgeteilt, dass ihr Vater im Krieg der NSDAP angehörte und sich davon nie distanziert hat. Die Tochter hat aufgrund der politischen Einstellung ihres Vaters ein gespanntes Verhältnis zu ihm. Herr Z. ist ein unkomplizierter und humorvoller Mensch.*

Eine solche Information kann unter Umständen zu einer Ablehnung von Herrn Z. durch Mitarbeiter der stationären Einrichtung führen. Ohne Herrn Z. zu kennen, ist eine ablehnende Haltung vorhanden, die sich im Pflege- und Betreuungsprozess wiederfinden wird. Herr Z. weiß allerdings nicht, warum er abgelehnt wird. Wüsste man dieses Detail von Herrn Z. nicht, würde er aufgrund seines Humors von allen geschätzt.

Im Folgenden werden Konzepte, die heute in stationären Einrichtungen als Standard gelten, angerissen. Dabei geht es um die Frage, wie man Menschen mit Demenz gerecht werden kann. Wie soll man ihr Leben gestalten? Welche Inhalte machen Sinn, in welcher Gemeinschaft sollten sie leben? Diese Fragen werden von Außenstehenden entschieden und oft hat der Betroffene keine Möglichkeit mehr, über sein weiteres Leben mitzubestimmen.

In diesem Zusammenhang ist ein Schlagwort die Tagesstrukturierung. Sie hat in der Betreuung dementer Gruppen einen hohen Stellenwert, weil sie Strukturen setzt, an denen man sich orientieren kann. Jeder Mensch ist gewohnt, seine Zeit zu strukturieren, damit er seine Aufgaben erfolgreich erledigen kann. Und so ist es in jedem Alter sinnvoll, eine gewisse Organisation des Lebens vorzunehmen. In den Tag hinein zu leben kann ab und zu schön sein, aber auf Dauer ist es für die meisten Menschen eher unbefriedigend. Jeder möchte etwas leisten, sucht Anerkennung und braucht Erfolge. Die möchte auch ein dementer Mensch haben. Also macht es auch für ihn Sinn, wenn sein Leben nach bestimmten Abläufen und Regeln organisiert ist, er Aufgaben übernehmen und sich erfolgreich präsentieren und erleben kann. Tagesstrukturierende Maßnahmen wurden bereits in Kapitel 5.4 angerissen.

In der stationären Praxis bedeutet dies, dass die Tagesstrukturierung Rücksicht auf das bisherige Lebensmodell nehmen sollte. Da in einer stationären Einrichtung viele Menschen gleichzeitig betreut werden müssen, braucht man feste Regeln. Damit diese auch verstanden werden, ist es sinnvoll, sich an allgemeinen Sitten und Gebräuchen zu orientieren.

Eine erste Strukturierung des Tages erfolgt durch die Mahlzeiten, die zu bestimmten festgelegten Zeiten eingenommen werden. Daneben müsste man überlegen, was in der Zeit zwischen den Mahlzeiten stattfinden könnte. Eine Orientierung könnten bekannte Tätigkeiten aus dem Alltagsleben geben.

Beispiel:

> *Der Tag zu Hause beginnt mit dem Aufstehen um acht Uhr, es folgt das gemeinsame Frühstücken, danach lesen alle die Zeitung, jeder erhält einen Teil der Zeitung. Im Anschluss daran wäscht man sich und zieht sich an, um dann die Einkäufe zu machen. Zurück zu Hause beginnt die Vorbereitung auf das Mittagessen, es folgt das gemeinsame Mittagessen, danach das Abwaschen und Aufräumen und anschließend die Mittagsruhe. Wenn man wieder aufsteht, kocht man sich eine leckere Tasse Kaffee. Am Nachmittag hat man Zeit für unterschiedliche Tätigkeiten: Spazieren gehen, eine Sendung im Fernsehen oder alte Fotos anschauen, Karten spielen oder Radio hören. Dieser Tagesabschnitt wird dann mit dem gemeinsamen Abendessen beendet, danach folgt das altbewährte Abendprogramm mit*

der Nachrichtensendung und einem anschließenden Spielfilm.

Dies ist ein Beispiel für eine recht bekannte Tagesgestaltung. Wenn ein Tag meistens so aussah, sollte man zu Hause dieses Muster beibehalten. Daran können sich Menschen mit einer Demenz gut orientieren.

Auch in stationären Einrichtungen kann man ein solches Programm ansatzweise verwirklichen. Die hier lebenden Menschen haben unterschiedliche Lebenserfahrungen gemacht. Die Aufgabe wäre also, nach Gemeinsamkeiten zu suchen. Diese liegen, wie bereits erwähnt, hauptsächlich in den regelmäßigen Mahlzeiten. Die meisten Menschen haben hier ähnliche Sitten gepflegt. Das Beispiel zeigt aber auch andere Bräuche und Sitten, die für viele Menschen zum bekannten Tagesablauf gehört haben, wie etwa das Zeitungslesen, das Einkaufen, das gemeinsame Vorbereiten der Mahlzeiten, das Radio hören, das Fernsehen. Aus diesen Beispielen lassen sich auch für stationäre Einrichtungen Tätigkeiten übernehmen. Man wird sicher in den zu betreuenden Gruppen einige Menschen mit Demenz finden, die an ähnlichen Aufgaben Freude haben. Also wäre es sinnvoll, Menschen mit denselben Interessen in kleinen Gruppen zu beschäftigen. Man könnte beispielsweise an zwei oder drei Frauen hauswirtschaftliche Arbeiten, die sie von zu Hause kennen, delegieren. Andere könnten ihnen dabei zuschauen. Vielleicht werden einige Zuschauer so motiviert mitzuhelfen. Ein anderes Beispiel wäre gemeinsam die Zeitung zu lesen und besonders interessante Themen zu besprechen. Wer will, kann aus eigener Erfahrung berichten, man kann aber auch einfach nur zuhören. An einem anderen Wochentag könnte man mit einer kleinen Gruppe in den Supermarkt gehen und für ein zu kochendes Mittagessen die nötigen Zutaten kaufen. Genauso gut könnte man Radio hören und sich über Musik unterhalten oder bekannte Melodien mitsingen. Mit diesen einfachen Dingen kann man einen Tag sinnvoll strukturieren. Nicht jeder Tag muss gleich aussehen, aber Abläufe sollten sich schon öfter wiederholen, damit für die Menschen mit Demenz eine Orientierung und auch ein Zugehörigkeitsgefühl entstehen kann. Sie treffen zum Beispiel bekannte Menschen immer wieder und sie erinnern sich an verschiedene Tätigkeiten. Bei der Strukturierung geht es schwerpunktmäßig darum, leichte und bekannte Aktivitäten auszuwählen. Diese findet man in ganz normalen Tagesabläufen, die jeder aus seiner eigenen Biografie kennt. Viele Menschen betreiben in ihrer Freizeit keine aufwendigen und teuren Hobbys, sondern lesen Zeitungen, Illustrierte, schauen fern, hören Radio und erledigen Arbeiten des Haushalts. Diese Tätigkeiten eignen sich auch hervorragend für die Beschäftigung dementer

Personen. Mit ihnen kann man Tage und Wochen strukturieren. Die Aufgabe des betreuenden Personals besteht hier darin, diese Tätigkeiten genau vorzubereiten und adäquat an die zu Pflegenden zu vermitteln.

Da Tagesstrukturierung mittlerweile auch von außen, also durch den Medizinischen Dienst der Krankenkassen und die Heimaufsicht überprüft wird, muss für jeden Menschen mit Demenz eine individuelle Tagesstrukturierung entwickelt werden. Das heißt, es muss eine Planung geben, aus der hervorgeht, welche Maßnahmen für den Einzelnen aufgrund seiner Biografie und seines derzeitigen Gesundheitszustandes sinnvoll sind und durchgeführt werden können.

Um den Spagat zwischen der Betreuung vieler Menschen und individueller Betreuung zu bewältigen, ist es sinnvoll, sowohl Gruppenangebote als auch Einzelbetreuung anzubieten. Eine Möglichkeit wäre, feste Aktivitäten zwischen den Mahlzeiten stattfinden zu lassen, die jedem offen stehen und in zentralen Räumlichkeiten stattfinden. So haben die dort lebenden Personen die Möglichkeit, über ihre momentane Aktivität selbst zu entscheiden. Sie können mitmachen, solange sie Freude daran haben, sie können aber auch gehen, wenn sie das möchten. Darüber hinaus gibt man denjenigen, die nicht zu integrieren sind, die Möglichkeit, zuzuschauen. Auf diese Weise können viele Menschen erreicht werden und jeder kann selbst entscheiden, welche Form der Teilnahme er wählt. Auf diese Weise erhält der Tag für die Einzelnen eine Strukturierung.

Dabei findet Aktivität nicht nur im Sinne von sichtbarem Handeln statt. So ist beispielsweise das „tägliche Sitzen auf einer Parkbank und anderen Zuschauen" auch eine aktive Maßnahme, die den Tag strukturiert. Sitzen und Zuschauen sind hier als Aktivität zu verstehen. Da einem bei diesem Beispiel der Charakter der Aktivität nicht gleich ins Auge fällt, werden derlei Aktivitäten leider oft nicht als solche interpretiert. Häufig urteilen auch professionelle Kräfte in stationären Einrichtungen ähnlich, nur sichtbare Arbeit wird als gute Arbeit eingeschätzt. So wird eine Gruppenaktivität im Aufenthaltsraum oft höher eingeschätzt als eine Einzelbetreuung im Zimmer eines Bewohners, da diese nicht sofort ins Auge fällt. Unberücksichtigt bleibt dabei, dass viele Menschen mit Demenz jedoch gar nicht in Gruppen betreut werden möchten oder können. Jemand, der sein Zimmer nicht verlassen kann oder will, hat aber den gleichen Anspruch auf Zuwendung und Betreuung wie derjenige, der mit einer Gruppenaktivität erreicht werden kann. Auch diesen Menschen muss etwas Adäquates angeboten werden. Auch für sie muss eine erkennbare Tagesstrukturierung entwickelt werden. Im Mittelpunkt stehen hier wahrscheinlich Einzelgespräche, vielleicht kleine Spaziergänge im Rollstuhl, sofern dies noch möglich ist. Über weitere Möglichkeiten der Einzelbetreuung sind in den Abschnitten zum Thema Basale Stimulation und Erinnerungspflege Anhaltspunkte zu finden.

Für Bettlägrige ist die Strukturierung des Tages ebenfalls von Bedeutung. Hier geht es vor allem darum, gezielt Reize zu setzen. Man muss sich vorstellen, dass eine Person, die nur noch im Bett liegt, sich an ihre Umgebung gewöhnt und ständig wiederkehrende Situationen nach einer gewissen Zeit kaum noch wahrnimmt. „Menschen nehmen ihre Umgebung wie überhaupt Informationen auf Dauer nur wahr, wenn ihre körperlichen Sinne wechselnd gereizt werden. Dagegen gewöhnt man sich an eintönige, also gleichförmige Reize, so dass man sie nach einiger Zeit nicht mehr wahrnimmt."[48]

Mahlzeiten können auch bei bettlägrigen Menschen zur Strukturierung des Tages beitragen, sofern diese noch in der Lage sind, Nahrung oral aufzunehmen. Im Endstadium der Demenz findet die Nahrungsaufnahme oftmals über Sonden statt, so dass die Mahlzeit keinen Höhepunkt im Tagesablauf mehr darstellt. Hier müssen dann andere Reize gesetzt werden, um eine aktive Wahrnehmung zu ermöglichen. Zur Betreuung dieser Men-

---

[48] Flatz 2004, S. 45

schen gibt es besondere Methoden, wie etwa basale Stimulation oder Snoezelen. Beide Methoden wurden bereits vorgestellt. Tagesstrukturierung sollte bei diesem Personenkreis durch Pflegeabläufe, Mahlzeiten und andere gezielte Reize erfolgen, die der Einzelne noch wahrnehmen kann. So könnte man den Tag durch das Einschalten einer bestimmten Radiosendung nach der Pflege, das Gespräch vor einer Mahlzeit, die Stille nach dem Mittagessen und das Einschalten einer aus der Biografie bekannten Fernsehsendung am Nachmittag strukturieren. Wichtig bei der Tagesstrukturierung Bettlägriger sind Angebote in kurzen Zeitintervallen, da für jemanden, der seine Umgebung nicht wechseln kann, sich vielleicht auch nicht mehr im Bett umdrehen kann, eine längere Sequenz Fernsehen, Radio hören oder auch Snoezelen zu innerer Unruhe oder sogar Angst führen kann. Selbst Bilder, die man anschauen muss, weil sie genau im Blickwinkel hängen, können bei längerem Hinschauen Unwohlsein hervorrufen, weil sich die Gegenstände darauf zu bewegen beginnen. Bettlägrige Menschen haben oft keine oder nur wenig Ausweichmöglichkeiten. Und so könnte das Anschauen müssen der immer gleichen Wand auch zu Halluzinationen führen.

Die Einzelbetreuung findet gewöhnlich zu Hause statt, wenn ein Angehöriger sein Familienmitglied versorgt. Aber auch in Pflege- und Betreuungseinrichtungen stellt sie eine wichtige Methode bei der Betreuung des dementen Personenkreises dar. Um einen Menschen kennenzulernen, muss man sich Zeit für ihn nehmen, man sollte viel mit ihm kommunizieren und ihn in den verschiedensten Situationen beobachten. Darüber gewinnt man viele Details, die für den Umgang mit ihm von großer Bedeutung sind.

Ein Angehöriger, der sein dementes Familienmitglied zu Hause pflegt, seit vielen gemeinsamen Jahren seine Reaktionen, Vorlieben und Abneigungen ganz besonders gut kennt, kann eine individuelle Pflege und Betreuung leisten, indem er sein Wissen einfließen lässt.

Menschen, die in stationäre Einrichtungen einziehen, stehen hingegen unbekannten Personen gegenüber, die ab sofort für sie verantwortlich sind. Für gute Betreuung brauchen die zuständigen professionellen Kräfte viel individuelle Information. Deshalb beginnt dieser Prozess zunächst mit vielen Einzelgesprächen mit dem neuen Mitbewohner sowie seinen Angehörigen.

Die neue Situation, ständig mit vielen unbekannten Menschen zusammen zu sein, ist für die meisten Menschen äußerst ungewohnt. Dementsprechend möchten viele lieber ein Gespräch unter vier Augen führen. Erfolge aus seinem Leben gibt man auch gerne in einer größeren Gruppe bekannt, aber Ängste, Krankheiten und Probleme werden hier eher nicht erwähnt. Wichtige Informationen erhält das Pflege- und Betreuungspersonal deshalb vorwiegend in Einzelgesprächen. Selbst um zu erfahren, ob jemand sich in einer Gruppe zu recht finden würde, ist das Einzelgespräch eine geeignete Methode.

Es gibt viele ältere Menschen, die sich bereits zu Hause in den letzten Jahren zurückgezogen haben. In einem solchen Fall ist es zweifelhaft, ob diese Person jetzt viel Zeit in einer Gruppe verbringen möchte. Mit dem Beginn des Rentenalters und dem Ausscheiden aus dem Beruf ziehen sich viele Menschen in ihren Privatbereich zurück. Diejenigen, die ihre Freizeit schon immer mit anderen verbracht haben, werden es leichter haben, sich in eine Gruppe zu integrieren. Diejenigen, die auch früher lieber alleine zu Hause waren, werden sich mit hoher Wahrscheinlichkeit auch jetzt lieber in ihr Zimmer zurückziehen. Menschen haben bestimmte Verhaltensstrukturen erlernt und gepflegt und möchten diese auch im Alter beibehalten.

Berücksichtigt man dies, kann man von einem Einzelgänger nicht erwarten, dass er mit zunehmendem Alter diese Eigenart ablegt und zu einem Menschen wird, der nun gerne mit anderen zusammen ist. Man wird ihm weiterhin die Möglichkeit zum individuellen Rückzug anbieten müssen. Dies ist ein wichtiger Hinweis, den vor allem auch stationäre Einrichtungen berücksichtigen sollten. Die Einzelbetreuung ist für einen Menschen mit Demenz von größter Bedeutung. Er kann erfahren, dass andere sich für ihn persönlich interessieren, ihn ernst nehmen, seine Freude und sein Leid mit ihm teilen, ihm in unterschiedlichen Situationen zur Seite stehen. In diesem Sinne kann ein regelmäßiges Einzelgespräch, das zweimal in der Woche im Zimmer des Bewohners stattfindet, für ihn die beste Betreuung sein.

Die Erfahrung zeigt, dass Menschen ohne Demenz öfter äußern, dass sie gerne auch mal mit einer Pflege- oder Betreuungskraft alleine etwas unternehmen und nicht immer andere Menschen dabeihaben möchten. Man kann davon ausgehen, dass dieser Wunsch auch für Menschen mit Demenz gilt, die diesen Wunsch nicht äußern können.

Um sich dies zu verdeutlichen, sollte man sich selbst einmal fragen, wie man sich in einer ähnlichen Situation entscheiden würde.

Beispiel:

> *Frau L. kramt in ihrer Handtasche, nach und nach legt sie alle Gegenstände auf den Tisch. Schließlich hält sie inne. Sie betrachtet mit Tränen ein Foto. Herr J., der ihr gegenüber sitzt, sagt: „Mein Gott, Sie Heulsuse, räu-*

men Sie lieber mal ihren Kram vom Tisch. Sonst denken noch alle, dass wir hier so schlampig leben. Als Frau muss man doch Sinn für Ordnung haben. Meiner Frau hätte ich das nicht durchgehen lassen." Frau L. versucht, alle Dinge zusammen in die Handtasche zurück zu stecken, drückt Handtasche und Bild an ihren Körper und verlässt schluchzend den Raum und läuft den Gang entlang bis in die hinterste Ecke und verharrt dort.

Bei diesem Beispiel wird deutlich, dass Frau L. mit ihren Gefühlen in der Gruppe nicht angenommen wird. Ihr bleibt nur die Möglichkeit, sich zurück zu ziehen, um ihre Gefühle auszuleben.

Beispiel:

Frau L. steht schluchzend im Gang. Eine Pflegerin kommt vorbei, nimmt Frau L. in den Arm und schaut sich das Bild an."Sie denken sicher an ihren Mann, das ist aber eine schöne Fotografie. Sicher haben sie ihn gern gemocht." Frau L. schaut mit Tränen in den Augen auf und sagt: „Ein guter Mann. Tot."

In dieser Szene wird deutlich, dass Frau L. noch trauert. Wenn sie das Bild ihres Mannes sieht, erinnert sie sich daran, dass er gestorben ist. In dieser Situation braucht sie positive Zuwendung und Verständnis. Die Reaktion von Herrn J. hat sie in die Enge getrieben. Sie möchte nicht mehr in einer Gruppe bleiben, die kein Verständnis zeigt. Frau L. durchlebt in diesem Beispiel noch einmal eine Krisenzeit. Krisenzeiten sind Tage, Stunden, an denen man sich schlecht fühlt. Dies können alte Erinnerungen an schöne wie an schlechte Familienereignisse sein. Vielleicht trauert man schönen vergangenen Tagen nach, vielleicht ereilen einen alte Schicksalsschläge, die man nochmal durchlebt. In diesen Zeiten braucht jeder Verständnis und Zuwendung.

Im Allgemeinen sind dies keine Themen, die man gut in Gruppen bearbeiten kann. Hier braucht gerade auch ein dementer Mensch individuelles Verständnis und persönliche Zuwendung, um mit diesen Konflikterlebnissen zurechtzukommen. Und so ist die Reaktion der Pflegerin für Frau L. die Richtige. Eine Krisenbewältigung lässt sich eben am besten in Form von Einzelbetreuung bewerkstelligen. Neben der Einzelbetreuung steht die Gruppenbetreuung. Viele Menschen unternehmen ihr Leben lang gerne etwas mit einer Gruppe. Und so kann man durchaus ein früheres Hobby weiter betreiben, selbst wenn man dement ist. Oft sind einem Menschen Tätigkeiten, wie

man so schön sagt, „in Fleisch und Blut übergegangen", und dann handelt es sich um Beschäftigungen, die man ohne großes Nachdenken noch immer ausführen kann. Ein Beispiel wären Handarbeiten, die die Frauen, die
Anfang des zwanzigsten Jahrhunderts gebo-
ren wurden, jahrelang gemacht haben. Diese
Tätigkeiten sind auch bei Menschen mit Demenz wieder abrufbar. Gleiches würde für das
Tanzen und Kegeln gelten, wenn man längere
Zeit Mitglied eines Vereins war oder es regelmäßig betrieben hat.

Dies sind Beispiele, die deutlich machen, dass
es sinnvolle Beschäftigungen gibt, die auch
Demente weiterhin in einer Gruppe betreiben
können. Das gleiche gilt für das altbewährte
„Kaffeekränzchen".

Solche Themen könnte man durchaus weiter
in Form von Gruppenangeboten pflegen.

Dies können Ansätze für stationäre Betreuungseinrichtungen sein. Man sollte versuchen
herauszufinden, welche Traditionen eine Generation Menschen mit Demenz Sinn machen.
Außerdem sollten gepflegt hat. Daraus lassen
sich oft Aktivitäten ableiten, die für stationäre
Einrichtungen überlegen, was die zu Pflegenden noch mit Freude und Erfolg leisten können. Diese Fragen müssen vor der Festle-
gung von bestimmten Beschäftigungsmöglichkeiten geklärt sein. Viele Aktivitäten in stationären Einrichtungen sind auch heute noch
aus alten Programmen für Senioren kopiert

und nehmen auf die jetzt dort lebende Klientel wenig Rücksicht. Früher gestalteten Senioren das Freizeitangebot mit, ihre Interessen flossen ein. Dies ist bei orientierten Menschen kein Problem, bei Menschen mit einer Demenz jedoch schwieriger. Oft sind sie je nach Demenzstadium gar nicht mehr in der Lage, sich für irgendetwas zu entscheiden. Das heißt, hier entscheiden andere, was gut für sie ist.

Oft kann man in der Praxis durchaus Tätigkeiten finden, die gerne mitgemacht werden. Dies bedeutet aber nicht, dass diese Interessen auch für immer gelten müssen. Der Praktiker muss aus diesem Grund seine Gruppenangebote ständig hinterfragen, überdenken und anpassen. Manches Mal reicht es vielleicht, das Angebot etwas zu modifizieren, um es fortführen zu können. Aktivitäten, bei denen man beobachtet, dass immer weniger Menschen daran teilnehmen, sollten hinterfragt werden. Es kann durchaus sein, dass es kaum jemanden in einem Wohnbereich einer stationären Einrichtung gibt, der Interesse an einer Gruppenaktivität hat - dann muss man diesem Zustand Rechnung tragen. Oft sind es immer die gleichen Menschen, die sich für eine Gruppenaktivität entscheiden. Auch hier muss berechtigterweise die Frage gestellt werden, ob es im Interesse aller dort lebenden Menschen sein kann, schwerpunktmäßig solche Gruppenaktivitäten anzubieten. Legt man die finanzielle Seite zugrunde, dann haben alle dort lebenden Personen das gleiche Recht auf Betreuung und Begleitung.

Stationäre Einrichtungen sind hier oft im Zwiespalt. Man ist vielerorts der Meinung, dass vorzeigbare Gruppenaktivitäten besser zu verkaufen sind als Einzelbetreuung. Und so wird als Außenwirkung besonders auf Gruppenangebote gesetzt. Unterschätzt wird oft auch, welche Arbeit im Vorfeld geleistet werden muss, um Menschen in eine Gruppe zu integrieren. Einerseits geht es darum, das Gruppenangebot für mehrere Menschen attraktiv zu gestalten, das heißt, es an Interessen und Fähigkeiten der Einzelnen anzupassen, und andererseits darum, diese Personen tatsächlich für das Vorhaben zu gewinnen.

Die Hauptschwierigkeit liegt darin, möglichst viele zu erreichen und dabei immer auch Rücksicht auf die Einzelnen zu nehmen. Das heißt, man muss eine heterogene Gruppe betreuen und beschäftigen, dabei die verschiedenen Stadien der Demenz, in denen sich die Menschen befinden, berücksichtigen, sowie auf deren Befindlichkeiten und Stimmungslagen eingehen.

Diese Aufgabe obliegt oft einer einzigen Betreuungskraft. Hier wird deutlich, dass es sich um keine einfache Aufgabe handelt. Die Betreuungskraft muss sich an bestimmte Vorgaben der stationären Einrichtung halten, aber auch die einzelnen Menschen mit Demenz im

Auge behalten und ihre ausgewählten Vorhaben an die aktuellen Bedürfnisse dieser Gruppe anpassen. Das heißt, man muss bei jedem Vorhaben abwägen, welche Prioritäten gesetzt werden müssen. Macht es Sinn, sich mit einer kleinen homogenen Gruppe zu beschäftigen, ist es sinnvoll, kleine Aufgaben zu verteilen? Soll man sich um die heterogene Gruppe kümmern, oder ist es angebrachter, sich zunächst um die Menschen zu kümmern, die sich in einer auffälligen Stimmungslage befinden? Auffallende Befindlichkeiten wären zum Beispiel: Lautes Schreien, Weinen, Handgreiflich werden, sich Zurückziehen. Um all diesen wichtigen Aufgaben gerecht zu werden, muss die Betreuungskraft einen ständigen Spagat ausführen. Alle genannten Aufgaben müssen erfüllt werden, die Entscheidung liegt einzig und allein darin, in welcher Reihenfolge sie stattfinden. Ziel dabei ist, eine möglichst angenehme Atmosphäre für alle Beteiligten zu schaffen.

Abschließend ist festzuhalten, dass die drei genannten Modelle Tagesstrukturierung, Einzelbetreuung und Gruppenbetreuung nur in Verbindung miteinander funktionieren und sie deshalb auch nur als Bausteine in der Begleitung und Betreuung von dementen Menschen verstanden werden können. Wie wichtig die einzelnen Methoden jeweils sind, kann immer nur im Einzelfall entschieden werden.

7. Grundhaltungen für die Betreuung

In den bisherigen Ausführungen ist deutlich geworden, dass Menschen mit einer Demenz eine besondere Art der Betreuung brauchen und dass die Persönlichkeit der Betreuer maßgeblichen Einfluss auf ihr Verhalten hat. Einige dafür wichtige und förderliche Eigenschaften werden im Folgenden kurz skizziert.

Die Sensibilität der Begleiter
Das Wichtigste bei der Arbeit mit dieser Personengruppe ist, diese Menschen als Persönlichkeiten zu achten. Daraus folgt, dass man sein Augenmerk auf das Wohlbefinden der Anvertrauten zu richten hat. Selbstwertgefühl und Selbständigkeit haben für die dementen Menschen große Bedeutung. Das Selbstwertgefühl wird vor allem über selbständiges Handeln und Entscheiden aufgebaut. „Eine Hauptaufgabe...besteht darin, die Menschen als individuelle Persönlichkeiten mit ihren Stärken und Schwächen und ihren jeweiligen Krankheiten und Behinderungen ernst zu nehmen und wert zu schätzen. Auch wenn das Verhalten der alten Menschen auf die MitarbeiterInnen anormal, verrückt, falsch oder scheinbar unsinnig wirkt, sollten sie ernstnehmend und wertschätzend reagieren".[49]

---

[49] Löding 2004, S. 45

Dies heißt, auf vorhandene Fähigkeiten und Fertigkeiten der Einzelnen Rücksicht zu nehmen. Das gelingt am besten, wenn man sich mit den Menschen sehr eingehend befasst und sie oft beobachtet, wie sie in unterschiedlichen Situationen reagieren. Darüber hinaus sollte man sich bewusst machen, wie die Einzelnen auf Vorschläge, die man ihnen macht, reagieren. All dies zusammen ergibt ein erstes Bild über die jeweiligen Persönlichkeiten. Dieser erste Eindruck wird sich mit fortschreitender Demenz verändern und so ist es wichtig, die Beobachtungen kontinuierlich fortzusetzen. Das Ziel „Selbstwertgefühl" und „Selbständigkeit" bleibt in diesem Prozess bestehen.

Dazu ist es erforderlich, Anforderungen an die Einzelnen zu stellen und sich am jeweiligen Stadium der Demenz zu orientieren. Hierin liegt eine große Kunst, die das Betreuungs- und Pflegepersonal beherrschen muss. Denn man schwankt bei der Betreuung dieser Personengruppe ständig zwischen Unter- und Überforderung.

Der Umgang mit dementen Menschen erfordert vom Betreuer einerseits Zuwendung, andererseits Zurücknahme der eigenen Person, um Entfaltungschancen zu ermöglichen. Dies heißt in der Praxis dem Dementen Informationen zu entlocken. Oft lässt sich dies am ehesten erreichen, wenn man etwas von sich selbst preisgibt, aber den Moment erkennt, wo man sich selbst zurücknehmen muss, damit dieser sich einbringen und entfalten kann. Wer Demente betreut, braucht eine hohe Sensibilität für andere Menschen, sich selbst und die jeweilige Situation.

Das Zuhören- und Zusehenkönnen der Begleiter

Leider wird man oft allein an Taten und Sprache gemessen. Ein still dasitzender Mensch wird als untätig und damit als nicht arbeitend wahrgenommen. Dies ist für die Arbeit mit einem dementen Klientel ein großer Nachteil. Aktivität verhindert oft die genaue Wahrnehmung. Man ist ständig darauf bedacht, etwas zu tun und hat so wenig Zeit, sich auf das Gegenüber zu konzentrieren und einzulassen.

Im Umgang mit dementen Menschen ist es besonders wichtig, den Einzelnen genau zu beobachten, da nur eine genaue Wahrnehmung Aufschluss darüber geben kann, was für ihn sinnvoll sein kann. Menschen, die sich verbal nicht mehr verständlich äußern können, sind trotzdem noch immer in der Lage, etwas mitzuteilen. Da sie die gängige Sprache nicht mehr nutzen können, müssen die Betreuer lernen, ihre Kommunikation zu verstehen. Um dies zu erreichen, sollte man versuchen, in die Welt der Anderen einzutauchen. Hierzu existiert im Unterschied zu Fremdsprachen kein Lehrbuch, man kann sich ihre Sprache nur in der unmittelbaren Auseinandersetzung mit ihnen gemeinsam aneignen. Je intensiver man sie beobachtet, ihnen zuhört und je weniger man sie einengt, umso genauer wird das Bild von ihnen. Man sollte sich also von Verhaltensweisen, wie etwa Sätze des anderen zu beenden oder nur halbherzig zu zuhören verabschieden und sich stattdessen genau auf sein Gegenüber konzentrieren. Eine intensive Beobachtung im Sinne von Hinsehen und Zuhören gibt viele Informationen über die Persönlichkeit eines Menschen.

Oft nimmt man sich die dafür notwendige Zeit nicht. Man hat sich an eine Welt gewöhnt, die ständige Aktivitäten verlangt. Stille ist nur schwer zu ertragen. Und so fällt es schwer, neben einem Menschen längere Zeit still zu sitzen. Im Umgang mit dementen Menschen stellt ein solches Verhalten ein Hindernis dar. Hier ist es besonders wichtig, Situationen nicht durch neue Aktivitäten zu verändern und damit jemandem, der für seine Reaktion Zeit braucht, diese zu nehmen. Menschen mit einer Demenz brauchen Zeit um auf etwas reagieren zu können. Aus diesem Grund ist es sinnvoll, immer wieder genau hinzusehen und hinzuhören, um etwas von ihnen zu erfahren. So braucht der Begleiter vor allem Geduld, nur sie wird ihm helfen, sich auf den Anderen einzulassen.

In der Realität nimmt man sich meist jedoch nur kurz Zeit, um einen anderen Menschen kennenzulernen, und sortiert ihn dann in eine

Schublade ein. Auf diese Weise entgehen einem oft wichtige Hinweise. Dies hat oftmals zur Folge, dass die Defizite des Anderen wahrgenommen werden, nicht aber die vorhandenen Fähigkeiten. Dieses Phänomen kann man auch in professionellen Pflege- und Betreuungseinrichtungen beobachten. Auch dort fällt es oft schwer, sich genug Zeit zu nehmen, um die neu eingezogenen Menschen richtig kennenzulernen. Wenn Geld und Konkurrenz die Richtlinien vorgeben, hat man wenig Zeit, sich individuell auf die Einzelnen einzustellen. Die individuelle Betreuung ist zwar in den Konzepten enthalten, aber die Praxis spricht manchmal eine andere Sprache.

So kann man oft beobachten, dass versucht wird, demente Menschen die meiste Zeit des Tages in Gruppen zu beschäftigen, um Besuchern und Außenstehenden „Aktiv sein" zu vermitteln. Man vertritt die Auffassung, nur etwas deutlich Sichtbares, also möglichst eine Gruppenaktivität mit vielen Menschen, kann nach außen deutlich machen, dass man sich adäquat um die Anvertrauten kümmert. Derartige Gruppenangebote vermitteln nach Ansicht vieler Träger dem zukünftigen Kunden, was ihm demnächst alles geboten wird. Oft ist das, was er gerade sieht, aber für seinen Angehörigen nicht geeignet und so können unter Umständen schon spätere Konflikte vorprogrammiert sein. Wer ernsthaft im Sinne von Menschen mit einer Demenz arbeiten will, sollte sich schwerpunktmäßig eher auf Einzelbetreuung als auf vorzeigbare Gruppenangebote festlegen. Pflegeeinrichtungen sollten sich Gedanken darüber machen, wie es gelingen kann, die wertvolle Einzelbetreuung nach außen zu vermitteln. Gruppenangebote sollen hier nicht abgewertet werden, aber sie machen es dem Betreuer schwer, Details über Zusehen und Zuhören zu erfassen und so können wertvolle Informationen verloren gehen. Eine gute Pflege- und Betreuungseinrichtung ist auch daran zu erkennen, ob sie ihrem Personal Beobachtungsinstrumente wie zum Beispiel „dementia care mapping" oder HILDE an die Hand gibt. (Beide Instrumente wurden in vorherigen Kapiteln kurz angerissen.)

Humor ist eine weitere wichtige Eigenschaft, die Pflegende und Betreuende besitzen sollten. Mit Humor kann man gerade demente Menschen hervorragend ansprechen und wertschätzen. „Im alltäglichen Umgang mit Menschen mit Demenz lässt sich beobachten, dass parallel zum Abbau der intellektuellen Fähigkeiten die Intuition eine zunehmend große Rolle spielt. Deshalb ist gerade das Lachen als spontaner Ausdruck der Verbundenheit miteinander so wichtig im Umgang mit zunehmend desorientierten Menschen" [50] Menschen, die Humor haben, vermitteln eine

---

[50] Wißmann 2004, S. 235

positive Ausstrahlung. Sie werden als freundlich, zugewandt, interessant, lustig, witzig und ansprechbar wahrgenommen. Humor hilft in vielen Situationen, leichter Kontakt aufzunehmen und auch zu bekommen. Humorvolle Menschen wirken offener und damit auch ansprechbarer.

Humor setzt in der Begegnung ein positives Signal. Man wird eher geneigt sein, einen humorvollen Menschen etwas zu fragen, als jemanden, der einen zurück gezogenen Eindruck macht. Humor ist aber auch ein Schlüssel, um Menschen aus der „Reserve zu locken". Mit einer humorigen Bemerkung erhält man Antwort. Man stellt zum Beispiel fest, ob jemand darüber lacht, schmunzelt oder nicht reagiert. Letzteres könnte allerdings auch Ausdruck dafür sein, dass eine Bemerkung nicht verstanden wurde. Nicht jeder Witz wird verstanden und manche Aussagen müssen erklärt werden.

Man kann beobachten, dass sich demente Personen in fremden Situationen eher zurückziehen und so kann der erste Kontakt mit ihnen schwer sein. Sie möchten nicht sofort etwas von sich preisgeben und nehmen eine abwartende Haltung ein - eine menschliche Reaktion. Eine humorvolle Bemerkung kann eine solche Situation entschärfen und damit zum „Türöffner" werden.

Ebenso entführt Humor auch aus einem normalen oder trostlosen Alltag. Man kennt alle

Abläufe im Heim, nimmt das Personal als überlastet und nicht ansprechbar wahr. Dies könnte dazu führen, dass man sich nicht traut, etwas zu fragen, man würde mit Ablehnung rechnen, also weicht man der Situation aus und sagt nichts. In einer solchen Situation belebt Humor. Der Betreuer, der jetzt mit einem Witz vorbeigeht, bekommt Aufmerksamkeit, Zuwendung, Lachen und gegebenenfalls vielleicht sogar eine witzige Antwort. So wird aus einer Alltagssituation ein kleines Erlebnis. Man tritt in eine Kommunikation ein, man wird wahrgenommen. Hier wird ein positives Signal gegeben. Und dies weiß auch der Demente einzuordnen.

Nicht zuletzt ist Humor auch ein gelebtes Gefühl. Mit Humor kann auf viele Situationen reagiert werden. Humor kann einen Menschen auch aus einer unglücklichen Situation herausholen und ihn in eine glücklichere hineinführen.

Beispiel:

> *Frau X. läuft schimpfend umher. Alle anderen wenden sich ab oder äußern: „Die ist ja bekloppt". Eine Betreuerin kommt vorbei, schaut Frau X. an und sagt: „Immer muss man sich ärgern, am meisten über andere. Sie haben heute ja wieder zig Kilometer zurückgelegt und dabei sind sie noch so fit.*

Geben Sie mir doch mal was von ihrer Beweglichkeit ab. Ich möchte auch so schlank sein und nicht immer das Hüftgold ansetzen. Dabei zeigt die Betreuerin auf ihren Hüftspeck. Frau X. lächelt und meint: „Ein bisschen stände mir auch gut."

In diesem Beispiel erfährt Frau X. Ablehnung von anderen. Die Betreuerin geht auf Frau X. mit Validation ein und lenkt sie auf eine positive Eigenschaft, nämlich, dass sie schlanker und gelenkiger ist. Frau X. bekommt ein Kompliment, auf das sie auch mit Humor antwortet. Selbst, wenn Demente sich nicht mehr mit Wortwitz einbringen können, so nehmen sie doch gefühlsmäßig diese Situation wahr. Gerade in stationären Einrichtungen, wo nicht immer viel Zeit für die Einzelnen bleibt, können kurze humorvolle Bemerkungen den Ablauf auflockern, zu einer freundlichen Atmosphäre beitragen und vor allem vermitteln, dass man wahrgenommen und nicht zur Seite geschoben wird. Humor ist auch dementen Menschen nicht verloren gegangen. Sie können sich mitunter noch lange mit „erlernten" Sprüchen ihre angestammten Humorformen bewahren. Diese Fähigkeiten zu unterstützen ist sowohl Aufgabe der professionellen Helfenden wie auch der Angehörigen."[51]

[51] Bischofsberger 2008, S. 60

Viele Demente fragen oft dasselbe, manchmal in sehr kurzen Abständen. In diesen Momenten fällt es den Begleitern oft schwer, gelassen damit umzugehen. Auch hier hilft Humor am besten weiter. Maßregeln wäre vollkommen unangebracht, weil der Gegenüberstehende bereits vergessen hat, dass er dieselbe Frage schon zehnmal gestellt hat. Reagiert man darauf mit Ablehnung, entsteht schnell eine negative Stimmung, die für beide Seiten unerfreulich ist.

Beispiel:

> *Herr A. fragt jeden, der vorbeikommt, wann es etwas zu essen gibt. Frau Z. sagt: „Halten Sie endlich die Klappe."*
> *Herr S. meint: „Hier ist man ja nur mit Bekloppten zusammen." Herr A. stellt die Frage wenige Minuten später wieder. Die Pflegerin antwortet: „Sie haben doch gerade gegessen. Haben Sie noch Hunger?" Herr A. Antwortet: „Nein." Zehn Minuten später fragt er eine Besucherin: „Wann bekommen wir etwas zu essen?" Die Dame antwortet: „Da muss ich mich mal erkundigen. Ich weiß es nicht."*
> *Herr A. fragt eine weitere Pflegerin. Sie sagt darauf hin: „Ich esse auch sehr gerne, das sieht man doch. Möchten Sie vielleicht einen Apfel oder ein*

Stück Schokolade?" Sie nimmt Herrn A. an die Hand und holt eine Tafel Schokolade aus dem Schrank. Herr A. bietet ihr ein Stück an. „Danke, mehr darf ich aber nicht,", sagt sie und zeigt auf ihre Figur.

In diesem Beispiel wird deutlich, dass man diesen Situationen am besten mit Humor begegnet, andernfalls kommt es leicht zu einer Eskalation. Humor reduziert die entstandene Spannung. Gerade in der Pflege lassen sich oft Stresssituationen besser mit Humor ertragen. Dies gilt auch für das Personal untereinander, nicht nur im Umgang mit den zu betreuenden Menschen.[52] Humor bedeutet auch verrückte Kleidung. Auffallende Kleidung, wie ein bunter Hut oder eine farbenfrohe Hose sorgen für Erheiterung. Man spricht darüber, man amüsiert sich und hat sofort einen Anknüpfungspunkt für die Kommunikation. So beleben gerade in stationären Einrichtungen - hier ist das Personal oft einheitlich gekleidet - außergewöhnliche Kleidungsstücke die Atmosphäre. Manche Einrichtungen versuchen Humor auch professionell in den Alltag einzubringen, indem man Clowns für Unterhaltung organisiert.

Humor ist aber auch ein Führungsfaktor. So kann eine Abteilung oder auch ein Unterneh-

---

[52] vgl. Bollinger 2001, S. 28

men, in dem mit Humor umgegangen wird, häufig positive Reaktionen des Personals verbuchen. Die Atmosphäre wird ungezwungener, die Motivation steigt, Kreativität kann entstehen und auch Mut für Veränderungen wird freigesetzt.[53] Oft ist aber die Unternehmensführung so weit von der Praxis entfernt, dass es für sie schwer ist, den richtigen Umgang mit Humor zu praktizieren. Je weniger man den Alltag kennt, desto schwieriger wird es, den richtigen Tonfall und die entsprechende Wortwahl zu finden, damit Humor nicht ins Gegenteil umschlägt. Ein Unternehmen, in dem Humor funktioniert wird er auch Niederschlag in der praktischen Arbeit mit den dementen Menschen finden.

---

[53] vgl. Holtbernd 2003, S. 21

8. Demenz: Eine ständige Herausforderung

„Die Aufgaben in der Altenpflege sind anspruchsvoller und vielfältiger geworden. Bei einem wachsenden Anteil psychisch veränderter oder verwirrter alter Menschen müssen neben medizinischen und therapeutischen Kenntnissen auch spezifische gerontopsychiatrische und geriatrisch-rehabilitative Sachgebiete in die Pflege integriert werden.

Bei der Hilfe beim Waschen, Anziehen, Bewegen oder Essen, wird auch die psychosoziale Betreuung immer bedeutender. Dieser Teil der Pflege kommt jedoch bei der knappen Personalausstattung in vielen Einrichtungen oft zu kurz."[54] Diese Charakterisierung der Situation in der Altenpflege ist noch immer zutreffend. Verändert hat sich das Klientel. Die heute zu Betreuenden werden psychisch immer auffälliger und damit verändern sich auch die Aufgaben der Pflege und Betreuung. Um diesen Personenkreis möglichst optimal zu betreuen, brauchen die Pflege- und Betreuungskräfte ein recht umfangreiches Grundwissen über die vorhandenen Erkrankungen, ein hohes Maß an Empathie und Flexibilität sowie eine besondere Sensibilität im Umgang mit den anvertrauten Menschen. Ferner sollten Pflege- und Betreuungspersonal die mitunter auf-

---

[54] Kuratorium Deutsche Altershilfe 1996, S. 225

fallenden Verhaltensweisen dementer Personen respektieren und ihnen mit großer Offenheit gegenübertreten. Um den Wünschen und Bedürfnissen der anvertrauten Personen gerecht zu werden, müssen eigene Vorhaben jederzeit und kurzfristig umgestellt werden können. Voraussetzung ist weiterhin, möglichst objektive Beobachtungen zu machen und diese dann in die praktische Arbeit einfließen zu lassen.

Die Begleitung von dementen Menschen muss als Prozess betrachtet werden, der jederzeit eine neue Richtung einschlagen kann. Dabei ist nicht immer erkennbar, in welche Richtung es nun geht. Dies fordert von den Betreuern hohe Flexibilität und sich ständig auf neue Herausforderungen einzustellen. Im Vordergrund dieser Arbeit sollte daher die Orientierung an den Fähigkeiten der Einzelnen stehen. So können Unter- und Überforderung weitgehend vermieden werden, und den Menschen wird das Gefühl von Akzeptanz vermittelt.

Besonders ist darauf hinzuweisen, dass Betreuungsmodelle und Beschäftigungsaktivitäten sowie die Gestaltung des Alltags von Menschen mit Demenz so gewählt werden sollten, dass sie einerseits zur Betreuungsperson und andererseits zum Betreutem passen. Ein Betreuer sollte sich bei der ausgewählten Tätigkeit selber wohl fühlen, die Aktivität muss zu ihm passen, damit sie authentisch vermittelt werden kann.

Beispiel:

> *Frau M., eine Betreuerin, liest Märchen vor. Sie hat von ihren Kollegen vermittelt bekommen, dass man damit an Erinnerungen anknüpfen kann. Sie hofft, dass vielleicht einige Textstellen dem einen oder anderen wieder einfallen. Sie selber mag Vorlesen eigentlich nicht und hat selten etwas vorgelesen. Die Anwesenden hören ihr eine Weile zu und dann sagt einer: „Wir sind doch nicht im Kindergarten. "*

Bei diesem Beispiel äußert einer der Anwesenden, dass er sich wie ein Kind behandelt fühlt und lehnt dies ab. Er möchte wie ein Erwachsener behandelt werden. Vielleicht erinnert er sich, dass er früher den Kindern und Enkelkindern vorgelesen hat. Seine Botschaft ist, Märchen gehören in den Kindergarten. Selbst in einem fortgeschrittenen Stadium der Demenz fühlt man sich als Erwachsener und möchte auch so behandelt werden. Bei diesem Beispiel wurde eine Beschäftigung gewählt, die nicht im Interesse von allen liegt, außerdem wurde der falsche Text ausgesucht. Darüber hinaus merkt der Demente schnell, dass Frau M. nicht mit Überzeugung vorträgt.

Besser hätte sie etwas aus dem Alltag erzählt. Dieses Beispiel macht auch deutlich, dass ein Betreuer adäquat mit Kritik umgehen können muss. Frau M. darf nach dem kritischen Einwurf nicht pikiert sein, sie muss versuchen, freundlich zu reagieren, damit keine Eskalation entsteht. Dies ist nicht ganz einfach, da es sicher einige Teilnehmer geben wird, die hinter ihr stehen, andere wie im Beispiel erwähnt, ihr Tun ablehnen. Sie muss nun versuchen zu vermitteln.

Das Personal in Pflegeeinrichtungen steht neben den genannten Herausforderungen vor weiteren Hürden: Nämlich das Unternehmen zu repräsentieren, was oft einen Spagat zwischen Theorie und Praxis bedeuten kann. Es ist schon für sich schwierig, ein anspruchsvolles theoretisches Konzept mit der Praxis in Einklang zu bringen. Dabei stehen äußere Rahmenbedingungen und unzureichende Personalausstattung diesen Zielen oft entgegen. Gerade ältere Häuser bieten oft wenig Möglichkeiten zum Rückzug sowohl für die Bewohner wie für das Personal. Hier ist es schwierig, sich in Krisensituationen zurückzuziehen und ein Gespräch in Ruhe zu führen. Auch die unzureichende Personalausstattung behindert oft eine individuelle Betreuung. Ebenso spielen die Ausbildung der einzelnen Mitarbeiter, die Professionalität in der täglichen Arbeit, die Zusammensetzung des Teams eine große Rolle. Und selbst kleine

Unstimmigkeiten in einem Team erschweren die Erreichung der gesetzten Ziele.

Ebenso sei nochmal an die Schwierigkeiten der Einbeziehung von Angehörigen erinnert. Der Einzug in eine Pflegeeinrichtung ist für den Dementen wie für seine Angehörigen eine Herausforderung, die mit Ängsten und Schuldgefühlen besetzt ist. Die Aufgabe des Pflege- und Betreuungspersonals sich in dieser Situation richtig zu verhalten, allen Seiten gerecht zu werden, ist eine besondere Kunst, die sicher nur sehr wenige jederzeit beherrschen. Die Zusammenarbeit mit den Angehörigen bleibt eine dauerhafte Aufgabe, für die viel Fingerspitzengefühl nötig ist, gute Absprache im Team und hohe Professionalität.

9. Arbeitssituation in stationären Bereichen

Die Arbeitssituation in Pflegeeinrichtungen ist oft durch eine geringe Personalausstattung gekennzeichnet. Schüler, Praktikanten und Honorarkräfte gleichen den niedrigen Personalstand aus. Teilweise werden auch Langzeitarbeitlose für die Tätigkeiten in der Seniorenarbeit geschult und dort eingesetzt.

In vielen stationären Einrichtungen sind Pflege- und Betreuungsaufgaben getrennt. Beide Bereiche haben eigene Personalschlüssel. Während die Personalausstattung des Pflegebereichs von außen gesehen relativ hoch erscheint, liegt der geringe Personalansatz bei der Betreuung zahlenmäßig direkt auf der Hand. Häufig gibt es in diesen Abteilungen wenig Festangestellte, die von Honorarkräften, ehrenamtlichen Mitarbeitern und sogenannten Betreuungsassistenten unterstützt werden. Seit wenigen Jahren kann für gerontopsychiatrisch Erkrankte bei den Krankenkassen ein Zuschuss beantragt werden. Viele Menschen mit Demenz erhalten nach eingehender Prüfung diesen Zuschlag, über den die Betreuungsassistenten finanziert werden können.

Der zunächst relativ gut erscheinende Personalschlüssel in der Pflege täuscht darüber hinweg, dass in der Praxis von einem Mitarbeiter meist zehn und mehr Bewohner pro

Schicht zu versorgen sind. Da die Aufgaben der Pflege recht vielfältig sind und auch das Klientel sehr aufwendig ist, kann man sich oft in der alltäglichen Praxis dem Einzelnen nicht so zuwenden, wie man es gerne täte. So bleiben häufig individuelle Anliegen der betreuten Personen auf der Strecke.

Diese Situation führt bei vielen Beschäftigten dazu, sich stark zu verausgaben, man nimmt schon mal Arbeit mit nach Hause oder macht Besorgungen für die Heimbewohner in seiner Freizeit. Selbst bei Krankheit geht man noch zur Arbeit, da man von schlechtem Gewissen geplagt ist. Man weiß, dass die Arbeit auf weniger Kollegen verteilt wird und damit zu einer höheren Belastung führt. Andererseits hat man oft auch ein schlechtes Gewissen gegenüber den zu Betreuenden.

In dieser Praxis setzen sich die einzelnen Mitarbeiter zusätzlich selber unter Druck und treiben die eigenen Maßstäbe hoch. Der Arbeitgeber ist natürlich immer daran interessiert, Höchstleistung zu bekommen, die hier durch das System, sich selbst unter Druck zu setzen, vorangetrieben wird. Der Arbeitgeber setzt Ziele fest, wie diese zu erreichen sind, überlässt er den Angestellten. Und diese fordern sich selbst heraus und bringen Leistungen, die bis an den Rand des Ertragbaren führen können.

„Das Leistungssubjekt ist frei von äußerer Herrschaftsinstanz, die es zur Arbeit zwingen oder gar ausbeuten würde......Der Wegfall der Herrschaftsinstanz führt nicht zur Freiheit. Er lässt vielmehr Freiheit und Zwang zusammenfallen. So überlässt sich das Leistungssubjekt der zwingenden Freiheit oder dem freien Zwang zur Maximierung der Leistung. Der Exzess der Arbeit und Leistung verschärft sich zu einer Selbstausbeutung. Diese ist effizienter als die Fremdausbeutung, denn sie geht mit dem Gefühl der Freiheit einher. Der Ausbeutende ist gleichzeitig der Ausgebeutete."[55]

Diese Beschreibung passt gut für den Pflegebereich. Oft treibt die Konkurrenz unter den Beschäftigten die Selbstausbeutung weiter in die Höhe. Da jeder besondere Leistungen vorzeigen möchte, wird Konkurrenz schnell zur Normalität. Gefördert wird dies weiter von den direkten Vorgesetzten, die von der hervorragenden Arbeit anderer Kollegen berichten. Und schon stellt sich der Wunsch ein, auch zu denjenigen zu gehören, die anderen zum Vorbild gemacht werden. Man treibt sich zu mehr Leistung an, was für eine gute Teamarbeit, die gerade in der Arbeit mit gerontopsychiatrisch Veränderten sehr wichtig ist, eher hinderlich wirkt. Man sollte sich ernsthaft die Frage stellen, ob es nicht besser wäre, Teamarbeit höher zu honorieren. Zumal bekannt ist, dass der zu betreuende Personenkreis sehr feinfühlig reagiert, Gefühle und Unstimmigkeiten

---

[55] Han 2011, S. 22

schnell wahrnimmt und diese dann wiederum Niederschlag in Verhaltensauffälligkeiten der dementen Menschen finden können.

Beschäftigte, die sich jahrelang ausbeuten, werden später selbst krank. Nicht umsonst ist die Rate der Burnout- Erkrankten in den Pflegeberufen recht hoch. Dass die Zahl der Betroffenen weiter zunimmt, ist natürlich auch den Arbeitgebern nicht verborgen geblieben, und so legt man mittlerweile Wert auf die Auseinandersetzung mit diesen Fragen.

Analytiker haben die Pflegebereiche beobachtet und versucht, Konzepte zur Vermeidung von Stress anzubieten. Besonders im Vordergrund stehen dabei kommunikative Ansätze und die Selbstpflege der Arbeitnehmer.[56] „Gelingt es nicht, so zu arbeiten, wie man es sich wünscht...kann dies zum so genannten Burnout-Syndrom führen".[57]

Die Selbstpflege, das heißt an sich selbst zu denken und Grenzen zu setzen, um nicht von der Arbeit aufgefressen zu werden, wird oft durch Burnout-Faktoren gefährdet. Hier sind Mängel in der Strukturqualität, wie etwa Überlastung, Entscheidungsmangel, Bestrafung aktivierender Pflege durch Personalkürzung, schlechtes Betriebsklima und widersprüchliche Werte, die sich zum Beispiel im Sparen ausdrücken, zu nennen. Neben der Struktur-

---

[56] vgl. Johns 2004, S. 70

[57] ebd., S. 261

qualität spielen die Persönlichkeit der Pflegenden sowie Krankheit und Familienbelastungen eine weitere wichtige Rolle.[58] Diese Faktoren stehen der Selbstpflege der Beschäftigten entgegen. Wer viele Probleme mit der Arbeit und zu Hause hat, kann sich nicht selbst pflegen. Er ist mit anderen Fragen belastet, die er zunächst klären muss, bevor er die innere Ruhe findet, um an sich selbst zu denken. Aber für die Arbeit mit dementen Personen braucht es Personal, das gefestigt ist und sich auch selbst pflegt. Man muss den Stressfaktoren aus dem Weg gehen können, was wiederum eine schwierige, kaum zu bewältigende Aufgabe darstellt. Noch immer ist es für die meisten Beschäftigten in sozialen Berufen typisch, mit großer Euphorie und hohen Zielen ihre Aufgaben wahrzunehmen. In der Praxis erfährt man schnell, dass die gesteckten Ziele nur schwer erreichbar sind. Viele kleine Vorfälle und Aufgaben, die man nicht einkalkuliert hat, machen einem das Leben schwer. Täglich steht man vor neuen Hürden, die erst einmal bewältigt werden müssen, bevor man an das angestrebte Ziel denken kann. Das Leben und auch das Arbeiten mit Menschen lassen sich nicht in kleine Zeiteinheiten und Zeitvorgaben pressen. Und so schafft man leider oft nicht das, was man sich vorgenommen hatte.

---

[58] vgl. Grond 2009, S. 237f

Wunderer und Küpers unterscheiden zwei Stressformen, die auch typisch für soziale Berufe sind. Den „Eu-Stress", der vorantreibt und hohes Engagement und hohe Leistungen hervorruft und den „Dis-Stress", der letztendlich dieLeistung mindert.[59] Immer häufiger erfährt man, dass die gesteckten Ziele zu hoch sind, von anderen nicht geteilt werden oder wirtschaftliche Interessen pflegerischen entgegenstehen und deshalb diese Ziele nicht erreichbar sind. Eine solche wiederkehrende Erfahrung führt langfristig eher zur Demotivation.[60]

Da die genannten Stressfaktoren auch Arbeitgebern bekannt sind, werden Fortbildungen als eine Maßnahme angesehen, die den Beschäftigten helfen kann, mit den alltäglichen Problemen besser fertig zu werden. So vermitteln sie einerseits nötiges Fachwissen, andererseits sind es Auszeiten aus dem Alltagsstress. Beides kann unterstützend wirken. Beschäftigte erkennen diese beiden Vorteile durchaus und sind dafür offen, sich neues Wissen anzueignen, das ihnen in der alltäglichen Praxis zu mehr Sicherheit verhilft und auch neue Wege aufzeigt. Andererseits ist der Besuch einer Fortbildung oft mit einem schlechten Gewissen verbunden, da man die Kollegen allein mit der Arbeit zurücklässt.

---

[59] vgl. Wunderer 2003, S. 70

[60] vgl. ebd., S. 100

Trotzdem sind Fortbildungen für alle Beschäftigten wertvoll, da sie oft den Blick in andere Richtungen lenken, Inhalte und Arbeitsweisen in Frage stellen und auch neue Wege aufzeigen, die den Arbeitsalltag bereichern können. Leider können die neu gewonnenen Erkenntnisse oft in der Praxis nicht oder nicht in vollem Umfang umgesetzt werden, was die Unzufriedenheit der Beschäftigten fördert und den Nutzen der Fortbildung in Frage stellt. Die Gründe dafür sind unterschiedlich. Oft klaffen Theorie und Praxis auseinander, bei einigen Fortbildungen sind die Referenten so weit von der realen Praxis entfernt, dass sich die vermittelten Inhalte nur modifiziert übertragen lassen. Manche Vorschläge scheitern an der mangelnden Zusammenarbeit mit den Kollegen, manche sind aufgrund der vorhandenen Rahmenbedingungen nicht umsetzbar, und oft werden Mitarbeiter in Entwicklungsprozesse im Betrieb nur unzureichend einbezogen. „Widerstände gegen Führungsgrundsätze sind umso größer, je mehr die Unternehmensleitung sie im Alleingang ohne Partizipation oder Konsultation"[61] durchführt. Diese Bemerkung trifft auf einen nicht unwesentlichen Teil der Arbeitgeber zu. Noch immer wird Wissen nur an einen kleinen Teil der Mitarbeiter weitergegeben. Man fürchtet sich offensichtlich vor zu viel mitdenkendem und mitredendem Perso-

---

[61] ebd., S. 304

nal. Dabei ist bekannt, dass es schwierig ist, Dinge umzusetzen, von denen man nicht überzeugt ist, weil man sie nicht versteht beziehungsweise die Hintergründe nicht kennt. Hinzu kommen unterschiedliche Sichtweisen. Die Wirtschaftlichkeit steht der Pflegequalität gegenüber. Dieses Phänomen sorgt oft dafür, dass Entscheidungen getroffen werden, die sich zugunsten einer Seite und damit zuungunsten der anderen auswirken.[62] In der Praxis erlebt man oft, dass sich die Wirtschaftlichkeitskriterien gegenüber den Ansprüchen an die Qualität Pflege durchsetzen. Vorgesetzte wissen oft gar nicht, was sie von ihrem Personal verlangen, da sie die konkrete Arbeit vor Ort überhaupt nicht kennen. In der Theorie liegen Wirtschaftlichkeit und Pflegequalität nicht weit auseinander und es ist denkbar, beide Kriterien ohne größere Abstriche miteinander zu verbinden. Ein Chef kennt im Allgemeinen die Praxis kaum und die vielen unangenehmen Situationen, denen Pflege- und Betreuungskräfte täglich ausgesetzt sind, sind für ihn nicht vorstellbar.

„Pflegende (müssen) auch mit Gefühlen des Ekels, der Abneigung und der Antipathie umgehen können. In diesen Fällen müssen reale Gefühle unterdrückt und zumindest so viel professionelle Freundlichkeit und Zugewandtheit nach außen gezeigt werden, dass der

---

[62] vgl. Blass 2003, S. 118

Pflegeprozess nicht gestört wird. Diese emotionale Selbstkontrolle wird umso schwieriger, je mehr bei dementen oder psychisch gestörten Menschen negative Wesensveränderungen mitbeleidigenden und aggressiven Ausfällen auftreten."[63] Solche Verhaltensweisen erfahren Pflegende oft täglich mehrmals, abgesehen von sexuellen Übergriffen, die ebenfalls an der Tagesordnung sind. Diese Erfahrungen werden oft verschwiegen, sie kommen nur innerhalb der Pflegeteams zur Sprache. Es handelt sich dabei um Themen, die Tabus darstellen und darüber hinaus die Öffentlichkeit nicht interessieren. Und so werden diese Arbeitsbedingungen nicht berücksichtigt, die allerdings für das Personal Alltag bedeuten und natürlich eine Belastung darstellen. Eine Belastung, mit der sie allein gelassen werden. Spricht man über verbale oder auch tätliche Übergriffe des psychisch veränderten Klientel, gleitet dies oft ins Witzige und Lächerliche ab und die eigentliche Belastung im Umgang mit derartigen Übergriffen wird verkannt. Wie schwer es ist, sich als Arbeitnehmer in derartigen Situationen richtig zu verhalten, wird von Seiten des Arbeitgebers vollkommen unterschätzt.

Auch Gewalt ist in der Arbeit mit dementen Menschen ein wichtiges Thema. Gewalt erfahren nicht nur die Menschen mit Demenz, son-

---

[63] Hien 2009, S. 56f

dern auch die Mitarbeiter in der Pflege und Betreuung. Gewalt bedeutet hier nicht nur körperliche, sondern auch verbale Gewalt, sowie etwas unterlassen oder etwas machen zu müssen, was man jemandem nicht zumuten möchte. Die im direkten Kontakt stehenden Mitarbeiter spüren den Druck von den zu Betreuenden, den Angehörigen, den Ärzten und von ihren Vorgesetzten.[64]

Beispiel:

> Frau A. möchte nicht von einem Pfleger gewaschen werden. Da keine weibliche Pflegekraft zur Verfügung steht und Frau A. sich weigert, wird sie heute nicht gewaschen. Die Angehörigen finden es nicht in Ordnung und sie überreden Frau A., sich von dem Pfleger waschen zu lassen.

In diesem Beispiel wird Frau A. Gewalt angetan, indem sie dazu gezwungen wird, sich von jemanden pflegen zu lassen, den sie ablehnt. Dem Pfleger wird zugemutet, gegen seine Überzeugung, nämlich den Willen von Frau A. zu akzeptieren, zu handeln. In vielen anderen Situationen werden dem Personal von außen Aufgaben aufgetragen, die sich nicht immer am Wohl des Betreuten orientieren. Die Er-

---

[64] vgl. Panke-Kochinke 2008, S. 52

wartung an Pflege-und Betreuungsmitarbeiter egal in welcher Situation, ist immer ein freundliches professionelles Handeln und Antworten. Diese Erwartung gilt nicht mehr zwischen Vorgesetzten und Pflegemitarbeitern. Panke-Kochinke geht so weit zu behaupten, unkontrolliertes Verhalten von Leitungen werde von Pflegenden als gewalttätig wahrgenommen. Dadurch wird „das Bedürfnis nach Schutz und Sicherheit sowie Ordnung und Struktur missachtet. Damit ist auch eine notwendige Grundlage zerstört, um im pflegerischen Kontakt mit Patienten und Angehörigen professionell handeln zu können."[65] Beschäftigte in den Pflege- und Betreuungsberufen brauchen eine enorm hohe Frustrationstoleranz, um nicht irgendwann aufzugeben. Vor diesem Hintergrund ist es nur zu verständlich, dass psychische Erkrankungen bei Pflege- und Betreuungspersonal vorprogrammiert sind. Hinzu kommt, dass viele Tätigkeiten bei der Betreuung nicht sichtbar sind, Arbeit jedoch im Allgemeinen an sichtbaren Dingen gemessen wird. Dies wird auch in wissenschaftlichen Untersuchungen bestätigt. „Wenn die Pflegenden von der „Arbeit" sprachen, die sie „schaffen mussten", so meinten sie damit in der Regel sichtbare, materielle Tätigkeiten. Gespräche mit PatientInnen gehörten zu den Tätigkeiten, die als „Arbeit" für die Pflegenden nicht ohne weiteres

---

[65] Panke-Kochinke 2008, S. 51

sichtbar waren."[66] In der Untersuchung von Arnold wird darauf hingewiesen, dass mit den Patienten viele Gespräche während der „normalen, sichtbaren" Arbeit geführt werden.[67] Diese Untersuchungen wurden zwar im Krankenhaus durchgeführt, aber sie lassen sich ohne weiteres auf den Alltag in Pflegeeinrichtungen übertragen. Die Pflege- und Betreuungsarbeit lässt sich gar nicht ohne Kommunikation machen, für viele sichtbare Tätigkeiten sind im Vorfeld intensive, motivierende Gespräche und Verständnis für den anderen aufzubringen. Diese Tätigkeiten werden unter den Kollegen oft auch nicht als Arbeit gesehen. Und so existieren hier zwischen den verschiedenen Berufsgruppen noch zusätzlich Animositäten. Während Pflegemitarbeiter genau beschreiben können, was sie getan haben, werden die Beschäftigen in der Betreuung oft als „nicht richtig arbeitend" wahrgenommen. Schließlich gelten Tätigkeiten, die sich nicht auf Körperpflege und Aufräumarbeiten beziehen, nicht als „richtige" Arbeit. Sich um die „Seele" eines Menschen, um sein persönliches Wohlbefinden zu kümmern, ist eine Arbeit, die nicht eindeutig messbar ist, und wird von daher von vielen in der Pflege Tätigen nicht als wertvoll angesehen. Hinzu kommt, dass etwa Erfolge, wie die sichtbare

---

[66] Arnold 2008, S. 212

[67] vgl. Arnold 2008, S. 218

Verhaltensveränderung eines Menschen erst nach längerer Zeit und konstanter Beziehungsarbeit eintreten. Bei der Betreuung von dementen Menschen sind zudem oft gar keine Erfolge zu erwarten, jedenfalls keine sichtbaren und messbaren. Ein Erfolg könnte beispielsweise darin bestehen, dass sich ein Mensch mit Demenz in seinem Handeln nicht verschlechtert hat. Dies ist aber nicht messbar, da es keine klaren Indizien darüber gibt, in welchem Zeitraum eine Verschlechterung eingetreten wäre, wenn er nicht betreut worden wäre. Weiterhin fällt auf, dass in der Pflege und Betreuung Tätige keine klar abgegrenzte Rolle haben, und so werden auch Tätigkeiten übernommen, die eigentlich nicht zum professionellen Pflege- und Betreuungsauftrag gehören.[68] Für diese Mitarbeiter ist es selbstverständlich, fremde Aufgaben zu übernehmen, wenn etwa eine Kollegin aus einer anderen Abteilung ausfällt, das gleiche gilt für Aufgaben, für die sich niemand zuständig fühlt. Allein das Wissen, dass eine Arbeit erledigt werden muss, reicht aus, dass sich Pflege- und Betreuungskräfte darum kümmern. Dieses Wissen und das Wissen um die Bedeutung dieser Aufgabe für die anvertrauten Menschen machen es schwer, Arbeit liegen zu lassen. Auch dies ist wieder ein Indiz dafür, dass sich in der Pflege und Betreuung Tätige

---

[68] vgl. Schmidbauer 2002, S. 11

ihr Arbeitspensum selber höher schrauben. Das soziale Engagement der Mitarbeiter ist typisch für soziale Einrichtungen und für berufliche Tätigkeiten, die direkt mit Menschen zu tun haben. In einer Tätigkeit mit abhängigen Personen kann man keine Arbeit verschieben. In einem Pflegeprozess oder in einem Gespräch kann man nicht plötzlich abbrechen, sondern man muss die begonnene Tätigkeit zu Ende führen. Der demente Mensch versteht nicht, warum eine Mitarbeiterin jetzt das Gespräch abbricht. Und die Mitarbeiterin weiß in der aktuellen Situation, dass sie die ihr jetzt Anvertrauten nicht alleine lassen kann. Also leistet sie Arbeit über die eigentliche Schicht hinaus. In den Pflege-und Betreuungsprozessen entstehen darüber hinaus zwischenmenschliche Beziehungen, die bei der Versorgung von Menschen eine Rolle spielen. So wird man unter Umständen sogar, wenn man krank ist, überlegen, ob man nicht doch zur Arbeit gehen sollte, weil man das Gefühl hat, dass bestimmte Personen einen brauchen. Oft kommt es zu einem Gefühl des „Unersetzbaren". Man hat ein schlechtes Gewissen dem Kollegium und den zu Pflegenden gegenüber, die man natürlich nicht „hängen lassen will". Dieses Arbeitsverhalten in Pflegeeinrichtungen führt häufig dazu, dass Missstände gar nicht in das Blickfeld geraten. Der Arbeitgeber erfährt, dass alle Arbeiten mit dem vorhandenen Personal geleistet werden können. Besonders deutlich wird dies auch, wenn es um Themen wie „Streiken" geht. Beschäftigte von Pflegeeinrichtungen sind der Meinung, dass sie ihr zu betreuendes Klientel nicht allein lassen können, also organisieren sie die täglichen Abläufe so, dass ein Streik vor Ort nicht auffällt. So gehen die Beschäftigten auf die Straße, die frei haben, oder weniger Mitarbeiter erledigen die gleiche Arbeit.

Damit macht man eigentlich deutlich, dass die anstehende Arbeit auch mit weniger Personal geschafft werden kann. Intern wird zwar des Öfteren geäußert, wie schwer die Arbeit sei, dass man stark eingespannt sei und sich am Ende seiner Kraft befinde, aber nach außen wird ein anderes Verhalten demonstriert und sichtbar.

Beschäftigte, die unter solchen Bedingungen arbeiten, nehmen kaum tragbare Belastungen auf sich. Diese können langfristig zu psychischen und organischen Erkrankungen führen. Die belastende Arbeitssituation wird auch dadurch deutlich, dass Arbeitnehmer und Arbeitnehmerinnen meist nicht lange in diesem Beruf bleiben, was eine Emnid-Studie bereits 1992/93 ermittelte.[69]

Eine aktuellere Studie des Instituts Public Health der Bremer Universität ermittelte, dass sich Pflegekräfte eine Verweildauer von 6 bis 10 Jahren vorstellten. Zwei Drittel der Befrag-

---

[69] vgl. Kuratorium Deutsche Altershilfe 1996, S. 226

ten gaben ferner an, dass sie mit gesundheitlichen Beeinträchtigungen rechnen. Als Gründe wurden am häufigsten Stress und psychische Belastungen erwähnt, gefolgt von Körperlichen. Aber auch Leistungsdruck, wenige
Hilfsmittel, Zeitdruck und mangelnde Kommu-
nikationsstrukturen wurden genannt.[70] Dies
alles macht den Beruf der Altenpflegerin und
des Altenpflegers nicht attraktiv.

Eine negative Folge daraus sind häufige Per-
sonalwechsel. Dieses „Personalkarussell"
führt bei Menschen mit Demenz eher zu Ver-
wirrung. Und die Arbeit im Team leidet ebenfalls darunter. Eine Auswirkung, die für eine
konstante gute Betreuung von Menschen mit
Demenz nicht förderlich ist, ihr eher im Wege
steht.

Neben diesen Alltagsbelastungen steht die
eher negative gesellschaftliche Bewertung
dieser Arbeit und nicht zuletzt die vergleichs-
weise schlechte Bezahlung. Diese äußeren
Rahmenbedingungen hinterlassen Spuren bei
den Beschäftigten der Pflegeeinrichtungen,
selbst dann, wenn sie nicht immer bewusst
wahrgenommen werden. Es handelt sich
schließlich um eine schwere körperlich und
psychisch belastende Arbeit, die gesellschaftlich wenig Anerkennung genießt, da mit dieser
Tätigkeit im Wesentlichen niedere und unan-
genehme Arbeiten verbunden werden. Dies

---

[70] vgl. Stiftung Altenhilfe 2011, S. 16ff

alles sind Faktoren, die Frustration begünstigen und damit auch den Boden für psychische Erkrankungen nähren. Bereits heute lässt sich für diesen Arbeitsbereich eine eher negative Prognose stellen. Mit zunehmendem Arbeitskräftemangel muss in der Altenpflege gerechnet werden, denn dieser Berufszweig wird es schwer haben in Konkurrenz mit anderen Bereichen zu treten, wenn sich die Arbeitsbedingungen nicht verändern.

10. Schlussbemerkungen

Feil beschreibt sehr deutlich das Verhalten dementer Menschen, wenn sie sagt, „sie funktionierten normal, bevor so viele Verluste über sie hereinbrachen. Getroffen vom Schwinden des Seh- und Hörvermögens, des Kurzzeitgedächtnisses, vom Verlust der sozialen Rollen, des Jobs, des Zuhauses und der Mobilität, ziehen sie sich lieber zurück, als sich so viele Verluste einzugestehen."[71]

Dieses Zitat macht deutlich, was in den Betroffenen vorgegangen ist und lässt erahnen, wie schwierig es werden kann, sich auf ihre Begleitung einzulassen.

„Wichtig in der Arbeit mit Demenzkranken ist die Akzeptanz dessen, dass es nicht die eine (unsere normierte) Wirklichkeit gibt, sondern nur das Bemühen, die gelebte Realitätssicht und Erlebensweise des Erkrankten zu erfassen und zu begleiten."[72] Das Begleiten, Betreuen und Pflegen dementer Menschen erfordert eine neue Sichtweise, die sich immer an den Einzelnen orientiert und sich von vielen gängigen und bekannten Abläufen des Alltags verabschiedet und den Menschen mit seinen derzeitigen Fähigkeiten, seinen Wünschen und Interessen in den Mittelpunkt stellt.

---

[71] Feil 1982/1992, S. 29
[72] Dürrmann 2001, S. 128

Dass dies keine leichte Aufgabe ist, hat die Abhandlung gezeigt.

Da demente Menschen nach wie vor in gesellschaftlichen Abhängigkeiten leben, müssen auch sie mit gewissen Einschränkungen zurechtkommen, was sich auch in ihrem Verhalten gegenüber anderen manifestiert. Es geht bei ihrer Begleitung vor allem auch darum, dass man sich bewusst macht, welche Auswirkungen das eigene Verhalten auf sie haben kann, welche Gründe vielleicht ein bestimmtes Verhalten ausgelöst haben können, und darum nachzudenken, wie man sich in bestimmten Situationen adäquat verhalten sollte.

Die Behandlung dieses Themas hat auch deutlich gemacht, dass es keine klaren Regeln gibt, die immer funktionieren, sondern dass die Begleitung und Betreuung ein fortschreitender Prozess mit immer neuen Variablen ist. Es ist also die Aufgabe, sich stets neu zu orientierten, die anvertrauten Menschen genau zu beobachten, ihre aktuell vorhandenen Fähigkeiten bewusst zu fördern, um ihnen ein möglichst selbstbestimmtes, glückliches und abwechslungsreiches Leben zu ermöglichen. Diese Aufgabe ist eine große Herausforderung, die nicht einfach zu bewältigen ist und darüber hinaus gesellschaftlich wenig Anerkennung genießt.

Von den Beschäftigten in Pflegeeinrichtungen werden bei der Betreuung und Pflege von Menschen mit Demenz hohe menschliche und persönliche Kompetenzen verlangt, die oft im Widerspruch zu vorhandenen Arbeitsbedingungen stehen.

Die Arbeit in der Gerontopsychiatrie spielt sich in vernetzten und hochdynamischen Konstellationen ab, die der Einzelne nicht mehr kontrollieren kann. Eine lange Ausdauer in diesem Beruf hängt von der Fähigkeit ab, Unsicherheiten ertragen zu können, und ein hohes Maß an Flexibilität, Anpassungsbereitschaft, Abgrenzungsfähigkeit und emotionaler Stabilität aufbringen zu können.[73]

Abschließend sei angemerkt, dass man denjenigen, die sich für Betreuung und Pflege von gerontopsychiatrisch veränderten Menschen entscheiden, hohe Anerkennung zollen sollte. Die gesellschaftliche „Wenigachtung" bis hin zur Missachtung ist in keinerlei Weise gerechtfertigt.

---

[73] vgl. Schwarzer 1999, S. 409

11. Literaturliste

Arnold, Doris, „Aber ich muss ja meine Arbeit schaffen!, Frankfut/M., 2008.

Becker, S., Kruse, A., Schröder, J., Seidl, U., Das Heidelberger Instrument zur Erfassung von Lebensqualität bei Demenz (H.I.L.D.E), in: Zeitschrift für Gerontologie und Geriatrie, Bd. 38, Darmstadt 2005.

Bischofberger, Iren (Hrsg.), Das kann ja heiter werden, 2.Aufl. Bern 2008.

Blass, Kerstin, Personalplanung in stationären Altenhilfeeinrichtungen, Institut für Sozialforschung und Sozialwirtschaft, Saarbrücken 2003.

Bollinger, Imelda Hermann, Lustenberger, Marlène, Humor in der Sozialen Arbeit, Bern 2001.

Dürrmann, Peter (Hrsg.), Besondere stationäre Dementenbetreuung. Hannover 2001.

Dürrmann, Peter, Besondere stationäre Dementenbetreuung. Vom Konzept zur LQV und Finanzierung, in: Berghaus, Helmut u.a.(Hrsg), Pflegestandards – Und wo bleibt der Mensch? KDA, Köln 2003.

Feil, Naomi,Validation in Anwendung und Beispielen, 6. Aufl., München 2010.

Feil, Naomi, Validation. 4.Aufl., Wien 1982/1992.

Flatz, Öhlinger, Schneider, Demenzgerechte Pflege, Wien, Graz 2004.

Grond, Erich, Pflege Demenzkranker, 4. Aufl., Hannover 2009.

Han, Byung-Chul, Müdigkeitsgesellschaft, 5.Aufl., Berlin 2011.

Hien, Wolfgang, Pflegen bis 67?, Frankfurt/M. 2009.

Hirsch, Rolf. Lernen ist immer möglich. München 1991.

Holtbernd, Thomas, Führungsfaktor Humor, Wien/ Frankfurt 2003.

Johns, Christopher, Selbstreflexion in der Pflegepraxis, 1.Aufl., Bern 2004.

Kitwood,Tom, Demenz, 4.Aufl., Bern 2005.

Kuratorium Deutsche Altershilfe, Rund ums Alter. München 1996.

Löding,Claudia, Snoezelen, München 2004.

Medizinischer Dienst des Spitzenverbandes Bund der Krankenkassen e.V. (MDS). Grundsatzstellungnahme. Pflege und Betreuung von Menschen mit Demenz in stationären Einrichtungen. Köln 2009.

Panke-Kochinke, Birgit, Gewalt gegen Pflegekräfte, Frankfurt/Main 2008.

Scharb, Brigitte, Spezielle validierende Pflege. Wien/ New York 1999.

Schmidbauer, Wolfgang, Helfersyndrom und Burnout- Gefahr. München/ Jena 2002.

Schmidt-Hackenberg, Ute, Malen mit Dementen, Hannover 2005.

Schulz von Thun, Friedemann, Miteinander Reden, Reinbek bei Hamburg 1994.

Schwarzer, Wolfgang, Trost, Alexander (Hrsg.), Psychiatrie und Psychotherapie, Dortmund 1999.

Stiftung Altenhilfe-Hildesheim, Institut Public Health Universität Bremen, Zwischenbericht: Vorher-Studie, Bremen 2011, auf http://www.stiftung-altenhilfe- hildesheim.Vorher- Studie 12.2011.

Watzlawick, Paul; Beavin, Janet; Jackson, Don, Menschliche Kommunikation, 11.Aufl. Bern 2007.

Watzlawick, Paul, Wie wirklich ist die Wirklichkeit, 6.Aufl. München 2005.

Werheid, Katja; Thöne-Otto, Angelika, Alzheimer Krankheit, Weinheim, Basel 2010.

Wißmann, Peter (Hrsg.), Werkstatt Demenz, Hannover 2004.

Wunderer,Rolf, Küpers, Wendelin, Demotivation-Remotivation, München/Neuwied,/Kriftel 2003.

Gertrud Reuter hat eine 40jährige Berufserfahrung in der Pflege und Betreuung von Menschen mit Demenz. Sie hat in verschiedenen Städten bei kirchlichen und kommunalen Trägern gearbeitet.
Sie ist Pädagogin, war in einem multiprofessionellen Team tätig. Darüberhinaus unterrichtete sie an Fachseminaren für Altenpflege.